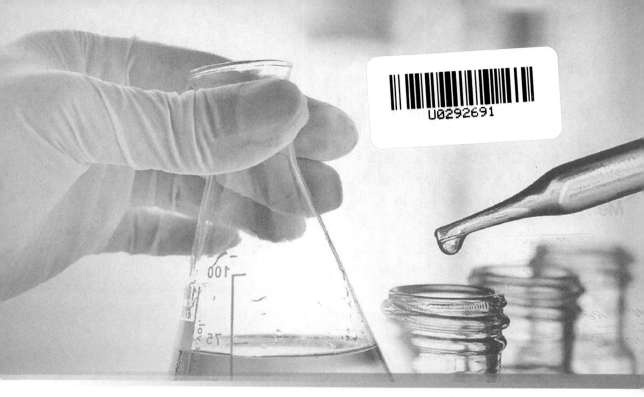

药品研发实践教程
药物化学实验

主编　陆世惠　徐佳佳

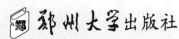

郑州大学出版社

图书在版编目（CIP）数据

药品研发实践教程：药物化学实验／陆世惠，徐佳佳
主编. —— 郑州：郑州大学出版社，2024.6
ISBN 978-7-5773-0210-2

Ⅰ．①药…　Ⅱ．①陆…②徐…　Ⅲ．①药物化学－化
学实验－高等学校－教材　Ⅳ．①R914-33

中国国家版本馆 CIP 数据核字（2024）第 048483 号

药品研发实践教程：药物化学实验
YAOPIN YANFA SHIJIAN JIAOCHENG：YAOWU HUAXUE SHIYAN

策划编辑	刘　莉		封面设计	曾耀东
责任编辑	刘　莉		版式设计	曾耀东
责任校对	董　珊		责任监制	李瑞卿

出版发行	郑州大学出版社		地　　址	郑州市大学路 40 号（450052）
出版人	孙保营		网　　址	http://www.zzup.cn
经　销	全国新华书店		发行电话	0371-66966070
印　刷	河南龙华印务有限公司			
开　本	787 mm×1 092 mm　1 / 16			
印　张	10.25		字　　数	214 千字
版　次	2024 年 6 月第 1 版		印　　次	2024 年 6 月第 1 次印刷

书　号	ISBN 978-7-5773-0210-2		定　　价	35.00 元

作者名单

主　编　陆世惠(右江民族医学院)
　　　　　徐佳佳(广西医科大学)

副主编　谭相端(桂林医学院)
　　　　　蒋旭东(广西科技大学)

编　委　(以姓氏拼音为序)
　　　　　陈爱羽(广西科技大学)
　　　　　黄初冬(广西科技大学)
　　　　　莫祖煜(桂林医学院)
　　　　　苏跃林(桂林华信制药有限公司)
　　　　　韦　伟(广西医科大学)
　　　　　韦　贤(右江民族医学院)
　　　　　杨凤莲(右江民族医学院)
　　　　　叶高杰(广西医科大学)
　　　　　张妞妞(桂林医学院)

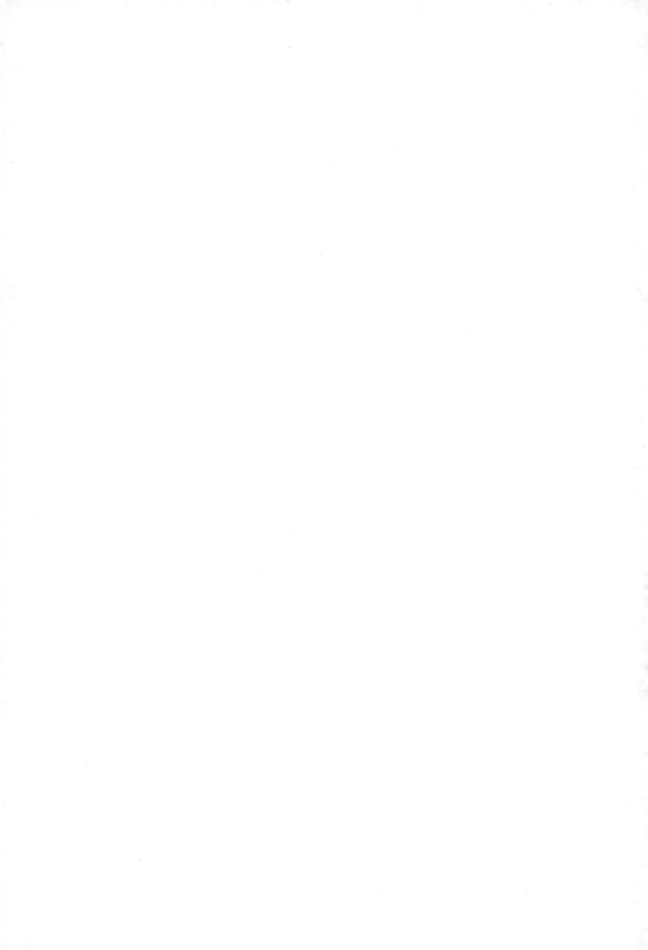

内容提要

　　《药品研发实践教程:药物化学实验》是高等医学院校与制药企业合作编写的教材,共分为 6 个部分:药品研发的基本知识与技能、药物的性质与鉴别实验(药品研发训练一)、药物的合成与精制实验(药品研发训练二)、虚拟仿真实验(药品研发训练三)、药物合成线路的改进及新药的设计与合成(药品研发训练四)、附录。

　　第一章侧重于培养学生(工作人员)的实验操作能力,做到规范操作、安全操作;第二章主要目的是加深学生(工作人员)对药物的化学性质和鉴别方法的认识,同时掌握化学绘图软件的使用;第三章主要目的是让学生(工作人员)熟悉化学药物的合成线路及反应条件的控制,掌握目标产物精制纯化与鉴别的基本方法和操作步骤;第四章主要是安全性较低、操作难度较大、成本较高的实验,让学生(工作人员)通过视频与图片学习获得一定的认识;第五章主要培养学生(工作人员)查阅文献、发现问题并设计研究方案的能力;附录主要是针对本书的实验起到工具书的作用。

　　本教材适合作为药学专业本科、专科药物化学实验教材,并可作为制药企业药品研发人员技术培训的教材,还可作为药学工作者的参考书。

前　言

　　药物化学是药学专业（包括本科、专科）的核心课程之一，其中药物化学实验不仅是药物化学理论教学的重要补充，还是训练学生实践技能和科研思维的重要手段。各院校往往根据自身的办学条件、学生的培养层次和教师的科研成果开设药物化学实验项目，因此各院校开设的药物化学实验项目差异较大，一般不方便选用其他院校编写的实验教材，多用自编教材或内部资料进行实验教学。长期以来，右江民族医学院、广西医科大学、桂林医学院和广西科技大学都是用自编的内部资料进行药物化学实验教学。

　　近年来，为培养更适合社会需要的人才，加快社会主义现代化建设，全国各地兴起了一批现代产业学院，右江民族医学院生物医药与大健康现代产业学院就是在这样的环境中建设起来的。现代产业学院的重要特点之一就是高校与企业联合编写教材、共同进行课程建设。为提高药物化学实验教材的质量，促进高校、企业之间的交流与合作，在右江民族医学院生物医药与大健康现代产业学院建设经费的支持下，右江民族医学院、广西医科大学、桂林医学院、广西科技大学与桂林华信制药有限公司合作编写了这本药物化学实验教材。

　　本书第一章第一至五节、第九节，实验十一、十三、二十一、二十三，以及附录一、二，由右江民族医学院陆世惠教授编写；第一章第八节，实验十九、二十，以及附录三、四，由广西医科大学徐佳佳博士编写；第一章第六节，实验八、九，以及附录五，由桂林医学院谭相端教授编写；第一章第七节，实验二、十五，以及附录六，由广西科技大学蒋旭东博士编写；实验一、二十四由桂林医学院张妞妞博士编写；实验三、十四由广西科技大学陈爱羽博士编写；实验四、五由广西科技大学黄初冬老师编写；实验六、十八由广西医科大学韦伟博士编写；实验七、十七由广西医科大学叶高杰博士编写；实验十、十二由桂林医学院莫祖煜博士编写；实验十六、二十二由右江民族医学院杨凤莲教授编写；桂林华信制药有限公司副总经理苏跃林参与第一章第二、三节及实验二、九的编写;右江民族医学院韦贤教授参与实验十三、二十一的编写;全书由右江民族医学院陆世惠教授统稿。

本书在编写过程中,得到了郑州大学出版社及各编者所在单位的领导和相关同志的大力支持、帮助,在此表示衷心的感谢!

由于水平和时间的关系,书中可能有不足之处,敬请读者批评指正,并提出宝贵意见,以便在后续修订时进一步完善。

陆世惠

2023 年 11 月

目　录

第一章
药品研发的基本知识与技能

第一节 实验室的安全及药物化学实验事故的预防与处理

药物化学实验室是有潜在危险的场所,所用的溶剂、药品多是易燃易爆、有毒、有腐蚀性的,所用的玻璃仪器容易破碎伤人,所用的电器存在触电、起火的隐患。在药物化学实验工作中,麻痹大意容易引发火灾、爆炸、中毒、触电等重大事故,严重危害师生的生命安全。以人为本是我国经济社会发展的重要原则,习近平总书记多次强调人民群众的生命安全是第一位的。因此,我们首先要严格遵守药物化学实验室规则,从思想上重视实验安全工作,时刻保持警惕,决不能麻痹大意。其次要在实验前熟悉本实验相关仪器的操作规范、药品的性质和注意事项,掌握预防事故的具体措施并在实验中严格执行。再次要了解事故的处理和急救方法,一旦发生意外事故,能科学及时地处理事故。最后要了解处理药物化学实验室"三废"(废气、废液、废物)的常用方法,避免事故,保护环境。

一、药物化学实验室规则

为保持药物化学实验室良好的实验环境和工作秩序,保证师生的人身安全,做好实验,并培养学生良好的实验素质和工作习惯,我们制定了药物化学实验室规则。请大家务必严格遵守。

1. **万事预则立,不预则废** 实验前要做好预习,明确实验目的,理解实验原理,知悉操作步骤和注意事项,避免边看书边操作(动作迟缓,容易造成操作失误、实验失败,甚至发生安全事故)。

2. **人民生命安全是第一位的** 进入实验室要穿实验衣,束好长发,不得穿拖鞋或赤脚,熟悉灭火器材、急救药箱的存放位置和安全出口。

3. **明确自己的权利与责任,多为他人着想** 检查实验所需的药品、仪器是否齐全。各人应取用自己的仪器设备,爱护财物,小心使用,不得随意取用他人的仪器设备。公用仪器、药品在原处使用,不得拿走,用毕应清洁。如有损坏,应及时登记补领并按规定赔偿。

4. **厉行节约,鼓励创新** 一般实验按照实验指导或教师规定的步骤、试剂的规格和用量进行实验；自己设计的实验方案，须征得教师同意方能实施。要节约药品和水电。为防止药品污染，取用药品后及时盖好原瓶盖，多取的交给他人使用，不要倒回原瓶。

5. 培养良好的实验素质和工作习惯 实验时应专心致志，按规范要求（仪器操作规程）小心操作，仔细观察实验现象，针对不同现象认真分析原因并及时采取相应措施，及时、如实、全面记录实验现象与结果。不随意离开，不做与实验无关的事情，不大声喧哗。

6. 防火、防爆、防毒，保护生命安全 实验室所用有机溶剂多是易燃易爆、有毒的，应杜绝明火，注意通风，不能长时间敞开溶剂。领用剧毒药品必须登记，用完后要回收或销毁，并把落过毒物的桌子和地面擦净，洗净双手。

7. 绿水青山就是金山银山，保护环境，减少污染 实验台上的玻璃仪器、药品应整齐摆放在不易碰到的位置，暂时不用的不放桌面上，保持桌面清洁；废纸、碎玻璃等倒入垃圾箱，不能丢入水槽；有毒性、腐蚀性或污染环境的废液、废物应倒入指定的废液缸、回收瓶。

8. 临危不惧，培养应对突发意外的能力 如发现仪器故障，应暂停使用，报告教师，排除故障；如遇割伤、烫伤，应立即报告教师，及时救治；如发生火灾，不要惊慌失措，趁火势小时迅速拿灭火器灭火，火势太大时不得自己灭火、不得拿财物，应迅速有序撤离现场，并拨打"119"电话报警。

9. 善始善终 实验结束后，各人应切断仪器电源，清洁仪器，将仪器整齐地放回实验柜，清洁自己的台面。值日生打扫实验室，清洁公用台面，并检查水电和门窗是否关好。教师检查合格后方可离去。

二、药物化学实验常见事故的预防

1. 火灾的预防

（1）严禁在药物化学实验室吸烟。应杜绝明火，用电炉、电热套或电热板等方式加热，用电炉时根据需要选用石棉网、油浴或水浴加热。确有需要使用明火时，必须远离有机溶剂。用完火柴后马上熄灭，不得随意乱扔。

（2）油浴加热时勿使水溅入油中，以免油溅出造成烫伤或溅到热源上起火。热源不得靠近木质器材，其底部不能直接与木质桌面接触，应用石棉板或瓷板作衬垫。

（3）回流（体系中无固体）或蒸馏时应放沸石防止暴沸。若在加热后发现未放沸石，应停止加热，待稍冷后再放沸石（向过热溶液中放沸石时，溶液会迅速剧烈沸腾，冲出瓶外，引起火灾）。冷凝水要保持畅通（冷凝管不通水时，大量蒸气来不及冷凝而逸出，易造成火灾），遇停电、停水要马上关闭水电，暂停实验，防止遗忘。蒸馏易燃溶剂的接收器支管应导到水槽或室外。

（4）倾倒有机溶剂必须远离明火、热源，倒毕立即盖紧。使用有机溶剂过程中应远离明火，保持通风，不得大面积、长时间敞开溶剂。不得用敞口容器存放、加热或蒸除有机溶剂。有机废液应倒入专用的回收瓶,不得倒入敞口容器。

（5）因事短时间离开实验室时要委托他人代为照看,长时间离开必须关闭水电、暂停实验。水电使用完毕,应立即关闭。

（6）金属钾、钠和白磷等在空气中易燃烧,所以金属钾、钠应保存在煤油中,白磷则可保存在水中,取用时要用镊子。要防止浓硝酸与棉织物甚至干枯树叶等接触而引燃。

2. 爆炸的预防

（1）常压操作不得在密闭系统内进行加热反应,应使装置与大气相通,在反应过程中经常观察仪器装置有无堵塞现象。

（2）减压蒸馏不得使用锥形瓶、平底烧瓶、薄壁玻璃仪器等机械强度不大的仪器,要用圆底烧瓶或抽滤瓶作接收器,使用前仔细检查仪器有无破损和裂缝。

（3）某些强氧化剂如氯酸钾、硝酸钾、高锰酸钾等,还有乙炔银、乙炔铜、偶氮二异丁腈、过氧化苯甲酰、二硝基甲苯、三硝基甲苯、苦味酸及其金属盐、干燥的重氮盐、叠氮化物、硝酸酯等,都是易爆的危险品,不要用磨口容器盛装,不要研磨,不要用金属筛网过筛,不要使其撞击或受热,以免引起爆炸。

（4）有些有机化合物如醚或共轭烯烃,久置后会生成易爆炸的过氧化物,须特殊处理后才能使用。蒸馏乙醚前,要检查是否存在过氧化物。取少许乙醚,加入酸性碘化钾溶液,若有碘析出,表示有过氧化物存在,应在蒸馏前用酸性硫酸亚铁溶液洗涤乙醚,除去过氧化物。

（5）氢气、乙醚蒸气、汽油蒸气等与空气混合容易爆炸,除了严禁明火、保持通风外,还要避免敲击、开关电器（产生火花）。在点燃氢气前,须先检查并确保纯度符合要求。

（6）避免金属钠与水、卤代烷直接接触,以免剧烈反应引起爆炸。银氨溶液不能留存,因久置后会变成氮化银,也易爆炸。

（7）绝对不允许随意混合各种化学药品。

3. 中毒的预防

（1）为防止误服化学药品中毒,严禁在实验室内饮食、把餐具带进实验室,或以实验容器当水杯、餐具使用。实验中未洗净双手不得用手摸脸、擦眼。

（2）使用有毒试剂（如甲醇、氯仿）或能产生刺激性、有毒气体（如浓盐酸、浓氨水、吡啶、氯气、液溴、硫化氢、一氧化碳）的实验,加热盐酸、硝酸,或用强酸、强碱溶解试样,均应在通风橱内进行（操作时头在通风橱外面）。有时也可用气体吸收装置除去反应生成的有毒气体。

（3）使用有毒药品（如重铬酸钾、钡盐、铅盐、砷的化合物、汞的化合物,特别是氰化物）时必须戴橡胶手套（防止毒物渗入皮肤）,不得使毒物进入口内或接触伤口。必须将用剩的有毒药品交还教师。有毒废液不得倒入下水道,应倒入专用的废液缸。操作后应立即洗手。

（4）水银易挥发，可通过呼吸道进入体内，积累后引起慢性中毒。若水银温度计破裂，应用硫黄粉覆盖水银，使其转变成不挥发的硫化汞。

（5）闻药品气味时不要俯向容器，应远离容器，用手把散发的气味扇向自己的鼻孔。

4. 触电的预防

（1）不要用湿手或手握湿物体接触电源。

（2）电器装置与设备的金属外壳应连接地线，使用前应先检查其外壳是否漏电。

（3）使用电炉、电热套、电热板时注意勿使电线与热源接触，防止烧坏电线的绝缘体，使金属线外露。万一烧坏绝缘体，必须马上拔下插头，用电工胶布包好电线后才能继续实验。

（4）有时实验室中藏着老鼠，它们会咬坏电线。电线使用时间长了也会老化、破损，故使用电器前应检查电线是否完好。如有破损，应先用电工胶布包好。

（5）不要使用有故障或运转不佳的电器。

5. 其他事故的预防

（1）注意保护眼睛，必要时戴护目镜。夏天开启浓氨水、浓盐酸瓶时先用自来水冷却再打开，开启时眼睛远离瓶口，防止刺激性气体熏染眼睛。防止化学药品等异物进入眼内。倾注或加热液体时，特别是浓酸、浓碱、洗液、液溴及其他具有强腐蚀性的液体，不要俯视容器，还要防止其溅在皮肤或衣服上。

（2）稀释浓硫酸时，应将浓硫酸慢慢倒入水中并搅拌，不能将水倒入浓硫酸中。加热试管时，不要使试管口对着自己或他人。

（3）遇瓶塞不易开启时，必须注意瓶内物品的性质，不可贸然加热或敲击瓶塞。初次开启安瓿可用布包裹。

（4）不要将碳酸盐与酸一起倒入废液缸，以免产生大量泡沫，使缸内废液溢出。

（5）玻璃管（棒）切割后断面应消除棱角，如在火上烧熔必须远离有机溶剂。

（6）将玻璃管或温度计插入橡胶塞时，应先检查塞孔大小是否合适（孔径太小可用小圆锉将孔扩大）、玻璃是否光滑，并湿水或涂凡士林，然后慢慢旋转插入。握玻璃管或温度计的手应靠近橡胶塞，防止玻璃管或温度计折断而划伤。将 90 ℃或更小角度的玻璃弯管插入橡胶塞时，不能把另一边管子作为"把柄"用力旋入，以防折断玻璃管、划破手掌。

三、药物化学实验常见事故的处理

1. 玻璃创伤   当被玻璃碎片划伤时，先把碎玻璃从伤口挑出。轻微伤者，贴上呋喃西林贴；轻伤者，擦拭碘酊、70% 乙醇消毒，再用消毒纱布包扎；伤势较重者，立即到医院救治。

2. 烫伤   当被烫伤时，不要用冷水清洗烫伤部位。若伤处皮肤未破，不要将水疱挑破，可抹红花油、万花油或烫伤膏，也可涂擦碳酸氢钠饱和溶液或用碳酸氢钠粉调成糊状敷于伤处；若伤处皮肤已破，可涂甲紫（俗称紫药水）或1%高锰酸钾溶液，再抹烫伤膏。

3. 酸腐蚀致伤　当被酸腐蚀受伤时，先用干净的纱布、毛巾或卫生纸小心吸干（不要用力擦拭），再用大量自来水冲洗，然后用碳酸氢钠饱和溶液、稀氨水或肥皂水洗，最后用自来水冲洗。如果酸液溅入眼内，先用大量自来水冲洗，再用1%碳酸氢钠溶液冲洗，最后用自来水冲洗，伤势较重者须送医院救治。

4. 碱腐蚀致伤　当被碱腐蚀受伤时，先用干净的纱布、毛巾或卫生纸小心吸干（不要用力擦拭），再用大量自来水冲洗，然后用2%乙酸溶液或硼酸饱和溶液洗，最后用自来水冲洗。如果碱液溅入眼中，可先用3%硼酸溶液洗，再用大量自来水冲洗。

5. 溴腐蚀致伤　溴腐蚀的伤口一般不易愈合。当有溴溅到皮肤上时，先用乙醇（本书不标浓度的乙醇，默认为95%乙醇）洗涤，然后涂上甘油；或先用甘油、20%硫代硫酸钠溶液洗涤，然后用大量自来水冲洗，再用消毒纱布包扎，伤势较重者应送医院救治。

6. 吸入刺激性或有毒气体　当吸入氯化氢、氯气时，可吸入少量乙醇和乙醚的混合蒸气进行解毒。当吸入硫化氢、一氧化碳感到不适时，应立即离开现场，到室外呼吸新鲜空气。值得注意的是，氯气或溴中毒不宜进行人工呼吸，一氧化碳中毒不能使用兴奋剂。

7. 有毒药品入口　如果误服有毒药品或不小心使有毒药品入口，可将5～10 mL稀硫酸铜溶液加入一杯温水中，服下后把手伸入喉咙刺激呕吐，吐出毒物后立即去医院救治。但是，腐蚀性酸（碱）中毒时，不要服用催吐剂，应先喝大量温开水，再用氢氧化铝（乙酸），然后服用鸡蛋清、牛奶。

8. 触电　发生触电事故时，应立即切断电源，或马上用干燥的木棒、竹竿等绝缘物把电源与触电者分开。若触电者呼吸困难、窒息，要马上进行人工呼吸，待其恢复呼吸后送医院救治。

9. 火灾　实验室火灾刚发生时，往往火势较小、易于扑灭，要在火势变大前立即抓住时机灭火，不要急于逃离现场或报警等待，以免贻误救火时机。要在灭火的同时采取相应措施（如停止加热、停止通风、拉下电闸、转移可燃物）防止火势蔓延。要针对火灾起因选用灭火方法和设备（表1-1），用灭火器从火的四周开始向中心扑火，注意把灭火器的喷出口对准火焰的底部。

（1）少量溶剂（几毫升）着火可以任其烧完，转移周围可燃物即可。扑灭一般的小火，可用湿布、砂土或锅盖等覆盖燃烧物。火势较大时可使用水、泡沫灭火器。

（2）电器设备引起的火灾，首先拉下电闸，再用干粉灭火器或二氧化碳灭火器、砂土或防火布等灭火，不能用水和泡沫灭火器，以防触电。

（3）有机溶剂或与水能发生剧烈反应的化学药品着火，应用二氧化碳或干粉灭火器、防火布、砂土等灭火，不能用水（可引起更大的火灾）、泡沫灭火器灭火。活泼金属钠、钾、镁等起火，要用砂土、干粉灭火器等灭火，不能用水、泡沫灭火器或二氧化碳灭火器灭火。

（4）衣服着火时不可惊慌乱跑，马上脱下衣服，或泼水，或就地卧倒打滚，或用石棉布、湿毛巾等覆盖着火处。

表1-1　常用灭火器的药液成分和适用范围

灭火器类型	药液成分	适用范围
酸碱式灭火器	H_2SO_4、$NaHCO_3$	非油类、非电器的一般火灾
泡沫灭火器	$Al_2(SO_4)_3$、$NaHCO_3$	油类起火。使用时将筒身颠倒
二氧化碳灭火器	液态二氧化碳(CO_2)	有机溶剂、电器、油类、忌水的化学品起火。应握喇叭筒手把,不能握喇叭筒,以免冻伤
干粉灭火器	$NaHCO_3$等盐类、润滑剂、防潮剂	有机溶剂、油类、气体、电器、精密仪器、图书文件、遇水易燃烧药品起火
1211灭火器	CF_2ClBr液化气体	油类、有机溶剂、精密仪器、高压电气设备起火

四、药物化学实验室"三废"的处理

药物化学实验中产生的"三废"(废气、废液、废物),有些是有毒的、危险的,直接排放可能发生安全事故、污染自然环境、危害人体健康,需要经过适当处理后才能排放。处理"三废"需要付出一定量的人力、物力,有时处理"三废"总成本比购买新试剂还高,但是我们要做到实验全程安全,积极履行保护环境的责任,切不可贪图方便不负责任地随意直接排放。如果实验室无法自行处理"三废",可把"三废"交给有资质的废弃物处理公司处理。

1. **废气**　产生少量有毒气体的实验可在通风橱内进行,通过排风设备将有毒气体排到室外,在外面大量空气中稀释。产生有毒气体量大的实验必须备有吸收或处理装置,如二氧化氮、二氧化硫、硫化氢、氟化氢等酸性气体和氯气可用导管通入碱液或碱石灰中,一氧化碳可点燃转成二氧化碳(针对不能回收的物质,在采用燃烧法处理时,也应该严格遵守相关规定)。活性炭属于非极性物质,能吸附非极性有机废气。

2. **废液**　存放废液要避光、远离火源、固定场所。废液储存桶要坚固耐用、不渗漏、塞严,桶上贴标签,标明废液成分、时间、责任人等,不同废液分类收集、不准随意混合。不准混合的成分包括:①过氧化物、高氯酸钾、铬酸等强氧化剂与有机物;②氰化物、硫化物、次氯酸盐与酸;③盐酸、氢氟酸等挥发性酸与不挥发性酸;④浓硫酸、磺酸、羟基酸、聚磷酸等酸类与其他酸;⑤铵盐、挥发性胺与碱。

(1)有机废液:应尽量回收、循环使用有机溶剂,如条件允许,最好分别收集不同溶剂以简化回收程序。回收有机溶剂的一般方法:先用分液漏斗洗涤,然后用蒸馏法或分馏法精制、纯化。氯仿、四氯化碳等易挥发、毒性大,收集后在其上面覆盖一层水可减少挥发。对于不能回收的有机废液,要按照其性质分别采用焚烧法、溶剂萃取法、吸附法、氧化分解法、水解法或生物化学法处理。对少量乳浊状有机废液,可装入铁制或瓷制容器,选择在室外安全的地方烧掉。对含水的低浓度有机废液,用与水不相混溶的溶剂萃取,再焚烧。但要注意不能使燃烧不完全的毒性物质或燃烧产生的有毒气体造成二次污染。

(2)酸碱类废液:把酸类废液和碱类废液分类收集存储,然后戴护目镜和手套进行酸碱中和处理。注意缓慢搅拌,防止液体飞溅。液体 pH 在 7 左右即可倒入下水道,并用大量水冲洗。

(3)废铬酸洗液:铬酸洗液变绿色后,用高锰酸钾氧化法使其再生,重复使用。方法:在 110 ~ 130 ℃下搅拌浓缩,冷却至室温,缓缓加入高锰酸钾粉末(每 1 000 mL 铬酸洗液加入 10 g 左右高锰酸钾粉末),边加边搅拌,直至溶液呈深褐色或微紫色,不要过量。然后加热至有三氧化硫出现,停止加热。稍冷,用玻璃砂芯漏斗过滤,除去沉淀。冷却后析出红色三氧化铬沉淀,再加适量硫酸使其溶解即可使用。少量的废铬酸洗液可加入废碱液或石灰,使其生成氢氧化铬(Ⅲ)沉淀,将此废渣埋于地下。

(4)含铬废液:含铬废液影响环境的主要是六价铬,处理目的是将其还原为三价铬。方法:向含铬废液中加入稀硫酸,调节 pH<3,搅拌后慢慢加入硫代硫酸钠晶体,使溶液由黄色变成深绿色。然后用氢氧化钠(NaOH)溶液调节 pH 7 ~ 8,放置、过滤,保存滤渣,检测滤液,不含六价铬即可排放。

(5)含氰废液:氰化物是剧毒。对于少量的含氰废液,先加氢氧化钠溶液调节 pH>10,再加入几克高锰酸钾,使氰离子氧化分解。对于大量的含氰废液,先用碱将废液调至 pH>10,再加入漂白粉,使氰离子氧化成氰酸盐,并进一步分解为二氧化碳和氮气。

(6)含汞盐废液:汞的毒性很大。应先将含汞盐废液 pH 调至 8 ~ 10,然后加适当过量的硫化钠生成硫化汞沉淀,并加硫酸亚铁生成硫化亚铁沉淀,从而吸附硫化汞共沉淀下来。静置、过滤。滤液再离心,或用活性炭吸附 3 h,过滤。清液汞含量低于 0.02 mg/L 可排放。少量残渣可埋于地下,大量残渣可用焙烧法回收汞,但一定要在通风橱内进行。

(7)含重金属离子的废液:对含重金属离子的废液,加碱或加硫化钠把重金属离子变成难溶的氢氧化物或硫化物,过滤,少量残渣可埋于地下。

(8)含砷废液:对含砷废液,加碱调节 pH>10,加硫化钠生成低毒的硫化物沉积。或加氧化钙将 pH 调至 8,生成砷酸钙和亚砷酸钙沉淀。

(9)含氟废液:对含氟废液,加入生石灰生成氟化钙沉淀。

(10)含病原微生物的废液:对含病原微生物的废液,要针对不同的微生物用相应的化学药物灭活,再用高压锅进行高压蒸汽消毒。

3. 废物 少量有毒的废弃物常埋于地下(应有固定地点)。废弃活泼金属试剂如金属钾、金属钠、金属锂、氢化钠、氢化钙、正丁基锂、特丁基锂、氢化铝锂、氨基锂等,具有极强的还原性,遇水、氧化剂均极易发热燃烧。处理这些废弃物时,应由经验丰富的教师协助在楼外指定地点统一集中处置。一般方法:把预冷的乙酸乙酯、无水乙醇等倒入塑料盆中,然后一颗一颗地加入废弃活泼金属试剂,搅拌,全部溶解后用稀盐酸中和。处理要领:找一块空地,远离可燃物质,至少两人一起处理,戴护目镜和手套,把灭火砂、消防棉(不要用二氧化碳灭火器)放旁边,以化整为零的方式处理,最后一定要彻底销毁。

(陆世惠)

 ## 第二节　药物化学实验常用的玻璃仪器、电器设备及装置

一、药物化学实验常用的玻璃仪器

实验室常用的玻璃仪器分为两类:普通玻璃仪器和标准磨口玻璃仪器。普通玻璃仪器没有磨口,一般通过橡胶塞连接,使用起来不太方便,现已少用。标准磨口玻璃仪器的接口是经过磨砂的,而且接口大小是统一规格的。常用磨口规格有10#(磨口锥体上端直径为10.0 mm,内磨时表示内直径,外磨时表示外直径)、12#(12.5 mm)、14#(14.5 mm)、19#(18.8 mm)和24#(24.0 mm)。有时用两个数字表示磨口大小,例如,10/30、19/40,/前面的数字表示磨口直径,/后面的数字表示磨口长度。相同规格的内、外磨口可紧密连接,不同规格者可用转接头连接。药物化学实验常用标准磨口玻璃仪器如图1-1、图1-2所示。

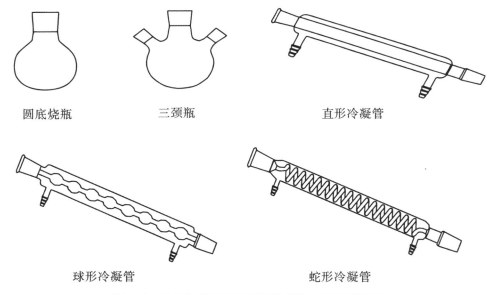

圆底烧瓶　　　　　三颈瓶　　　　　直形冷凝管

球形冷凝管　　　　　　　　蛇形冷凝管

图1-1　药物化学实验常用的标准磨口玻璃仪器(1)

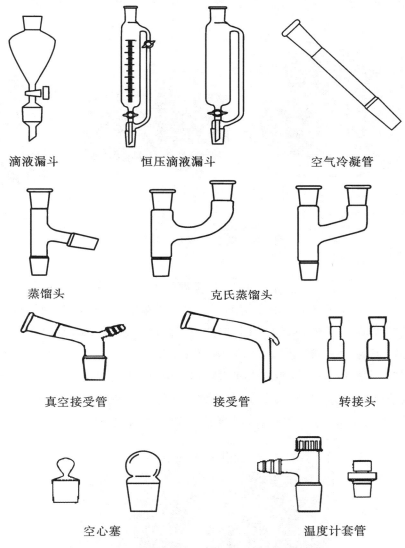

图1-2　药物化学实验常用的标准磨口玻璃仪器(2)

二、药物化学实验常用的电器设备

1. **电炉、电热板、电热套**　电炉、电热板、电热套(图1-3)是最常用的加热设备。电炉的电炉丝裸露,用电炉直接加热时受热不均匀,通过石棉网、水浴锅加热可使受热均匀。用电热板加热可以受热均匀,无须石棉网。电热套用玻璃纤维包裹电热丝,呈碗状,口径有不同规则,与烧瓶大小相适应,最高温度约400℃。调节电压可以改变温度。加热时注意勿使有机物洒落至受热面,否则有机物会烧熔、冒烟、起火。若有机物洒落在电炉丝上，电炉还会烧坏。使用前要检查受热面，若有污染，要用湿毛巾清洁。

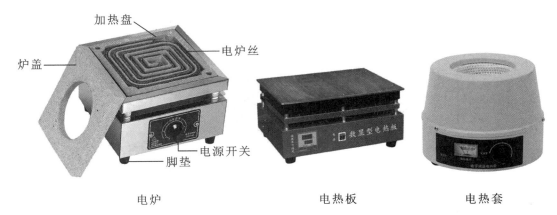

图 1-3　电炉、电热板和电热套

2. **烘箱**　烘箱（图 1-4）主要用于干燥、无腐蚀性且耐热的药品、材料、玻璃仪器等，易燃的物品、热不稳定的药品和有机溶剂不能放到烘箱中，如药品、玻璃仪器残留少量的乙醇等溶剂需要烘干，不要锁上烘箱门，保持空气流通。往烘箱里放玻璃仪器时，要尽量把仪器中的水倾倒干净，按照先上后下的次序放入。在烘干过程中，继续放入可能滴水的玻璃仪器时，应放在下层，注意不得使水滴到已经烘热的玻璃仪器上，以免玻璃仪器炸裂。玻璃仪器烘干后要及时转移出来，不要继续受热；转移时戴手套或用干毛巾，防止烫伤手。不要将刚取出的热玻璃仪器放到湿桌面，以防玻璃仪器炸裂。

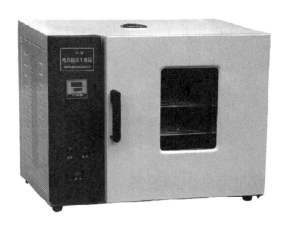

图 1-4　烘箱

3. **电动搅拌机**　电动搅拌机（图 1-5），也称为机械搅拌机，是药物合成实验常用设备，它能混匀溶液（混悬液）并保持均匀状态，使反应物之间充分接触，提高化学反应的速率和产率。安装时要注意搅拌桨与烧瓶的瓶口平行、接近瓶底，但是不能发生摩擦。启动前必须把转速调到0,启动后慢慢调节转速,防止一启动即高速搅拌使尚未溶解的药品向四周飞溅,固体药品黏附到烧瓶壁上而不能溶到反应体系中。

4. **磁力搅拌器**　磁力搅拌器(图1-6)主要由可旋转的磁铁部分(在搅拌器托盘下)和一个搅拌子(用塑料密封的软铁,又称为转子)构成。把搅拌子沿壁慢慢滑入容器中(不要悬空投入,以防打碎容器底部),加入待搅拌的反应液,置搅拌器托盘中心。启动前先把转速调到0,启动后慢慢调节转速,转动的磁铁把搅拌子带动起来,反应液也随着搅拌子的转动而转动,达到搅拌均匀的目的。一般磁力搅拌器配有可控温的加热装置。

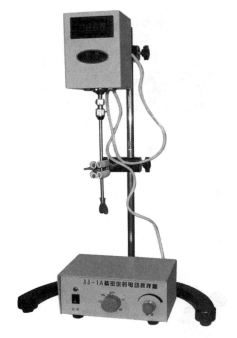

图1-5　电动搅拌机

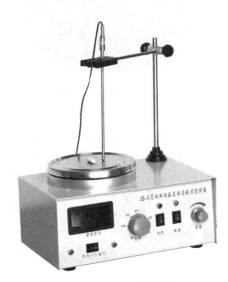

图1-6　磁力搅拌器

5. **循环水真空泵**　循环水真空泵(图1-7)用于抽滤、旋转蒸发、减压蒸馏等,先加水到水箱中,启动即可形成负压。工作完毕,必须先打开气阀平衡气压,然后关闭真空泵,否则水箱中的水会倒吸。水箱中的水要经常更换,否则会发臭、真空度不足。

6. **旋转蒸发仪**　旋转蒸发仪(图1-8)主要用于溶液的浓缩、溶剂的回收等,需要与真空泵、冷阱等配套使用。工作时由于烧瓶不断旋转,增加了液膜面积,在加热温度与真空度配合适宜情况下蒸发均匀、快速,不会暴沸,化合物也不易分解。但是,在旋转蒸发初始、摸索阶段,若加热温度偏高,随着真空度不断增大,会出现暴沸、大量液泡冲出。为了避免发生这种现象,可以先打开真空泵,使真空度达到最大后,再打开水浴锅加热,当发现溶液沸腾、冷凝管有大量液滴流下时,确定加热温度,不再升温。

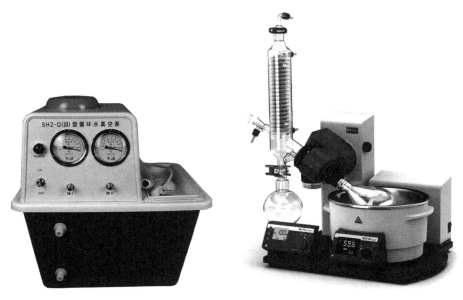

图 1-7　循环水真空泵　　　　　　图 1-8　旋转蒸发仪

7. 熔点测定仪　熔点测定仪（图 1-9）用于测定有机物的熔点，在合成已知化合物的实验中可以判断产品的纯度并进行初步鉴定（与文献记载的熔点做比较）。在加热的初始阶段可以快速升温，当温度低于熔点 10 ℃ 左右时要降低升温速度，以便准确读出初熔、全熔的温度。

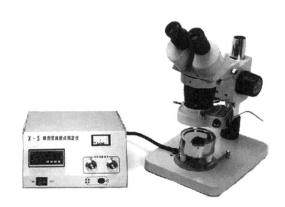

图 1-9　熔点测定仪

8. 旋光仪　旋光仪（图 1-10）分为手动和自动两种，用于测定不对称化合物的比旋度。在一定浓度范围内，旋光度与浓度成正比，可根据旋光度计算不对称化合物的含量。用不同溶剂测得的比旋度可能有差异，甚至左旋（右旋）会变成右旋（左旋），不同温度下的比旋度也有差异，因此操作时要用纯净的溶剂并保持稳定的温度，记录比旋度时需要注明溶剂名称、温度、浓度。测定管要灌满待测液,测定时气泡要出现在突出的地方,不得出现在光路中。

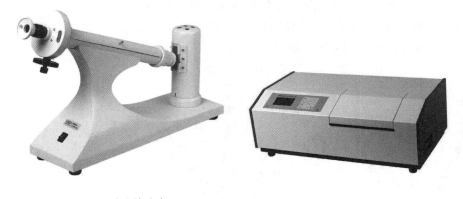

手动旋光仪　　　　　　　　　　自动旋光仪

图 1-10　旋光仪

三、药物化学实验常用的装置

1. **回流装置**　回流装置(图 1-11)主要由圆底烧瓶和球形冷凝管组成,如果要求干燥,还可以在冷凝管上口接上干燥管(如图 1-11 右图,在中间膨大部分垫上脱脂棉,再装入干燥剂)。如果反应体系中没有固体,需要投入沸石。蒸气温度低于 140 ℃时以自来水冷凝,高于 140 ℃时接上空气冷凝管即可。

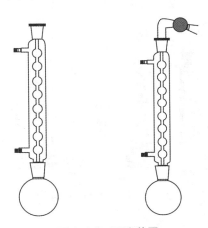

图 1-11　回流装置

2. **搅拌装置**　搅拌装置(图 1-12)通常由(斜)三颈瓶、机械搅拌机(或磁力搅拌器)和球形冷凝管组成,搅拌桨竖直插入三颈瓶中间的口,球形冷凝管倾斜插入一个侧口。

如果要测定反应体系温度,可以在另一个侧口插入温度计,注意调节温度计水银球的位置,要伸入溶液中又不能让搅拌桨(或搅拌子)接触水银球。为稳妥起见,可以测定水浴(油浴)的温度,一般反应体系温度比水浴(油浴)温度低 10 ℃左右。如果要在反应过程中持续慢慢加液,可以在另一个侧口插入恒压滴液漏斗。如果反应体系需要无水条件,还可以在球形冷凝管上口插入干燥管。

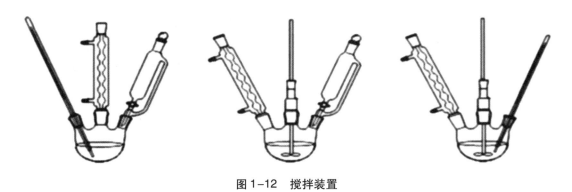

图 1-12　搅拌装置

3. 气体吸收装置　气体吸收装置(图 1-13)用来吸收反应过程中产生的酸(碱)性气体或有毒气体,一般用导管把球形冷凝管与一个倒置(略倾斜)的玻璃漏斗连接起来,漏斗开口于吸收液的液面,注意留一个缝隙以保持与大气相通(勿使吸收液倒吸入导管中)。还有一种做法是用导管把球形冷凝管与盛有吸收液的抽滤瓶连接起来,管口接近吸收液的液面,不要插入吸收液中。

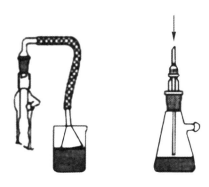

图 1-13　气体吸收装置

(陆世惠　苏跃林)

◆　第三节　玻璃仪器的洗涤与干燥　◆

一、玻璃仪器的洗涤

玻璃仪器是否洁净直接影响实验成败和结果的准确性,因此实验前后必须将玻璃仪器洗涤干净。实验残渣和对玻璃有腐蚀作用的废液,在实验结束后必须及时清洗,切勿偷懒留给下一次做实验的同学清洗。洗涤玻璃仪器要节约用水,每次用水量为总容量的10%~20%。根据实验要求、污物性质和仪器类型选用相应的洗涤方法。容器类玻璃仪器如试管、烧杯、烧瓶、锥形瓶、滴瓶、储液瓶、分液漏斗、洗气瓶等,可以用毛刷清洗。量器类玻璃仪器如量筒、移液管、吸量管、容量瓶、滴定管等,用于度量溶液体积(热溶液需要放冷后量取),不可加热或长期储存溶液,也不可用于溶解、稀释等实验操作,该类仪器一般不宜用毛刷清洗。

(一)一般污物的洗涤

没有明显污物(久置有灰尘)时可以只用自来水洗涤。有污物时,先倒掉污物,以自来水冲洗后,再加入少量的洗衣粉、洗洁精、肥皂或去污粉(由碳酸钠、白土、细沙等组成,细沙的摩擦与白土的吸附使洗涤效果更好)等水溶液,根据仪器大小、形状选用合适的毛刷(不能用秃顶的毛刷),用适当力度刷洗(不可过分用力,以防捅破仪器)。毛刷往往是直的,可能够不着烧瓶的上壁,此时可以将毛刷适当弯曲再刷洗。如果毛刷适当弯曲还是很难刷到,可将细沙(或用碎纸捣成的糊浆)装进容器,剧烈摇动。接着用自来水冲洗、蒸馏水涮洗,直至干净。

用超声波清洗器加入洗衣粉清洗也是个好方法。此外,在清洗时不要使磨口碰撞而受损,以免影响磨口部分的密闭性。

(二)特殊污物的洗涤

对于无法用普通水洗方法洗净的特殊污物,需要根据污物的性质选用有机溶剂或通过化学方法除去,详见表1-2。下面详细介绍3种洗液。

1. 铬酸(重铬酸盐)洗液

(1)配制方法:将25 g重铬酸钾固体加入50 mL水中,加热溶解,然后向溶液中加入450 mL浓硫酸,边加边搅动(切勿将重铬酸钾溶液加到浓硫酸中)。也可以直接将25 g重铬酸钾固体加到500 mL浓硫酸中,加热溶解即得。

(2)洗涤原理与范围:铬酸洗液通过强氧化性和强酸性洗涤无机物、油污、部分有机物。因铬有毒,在其他方法不能去污时才用此法。

表1-2　特殊污物的洗涤方法

污物成分或来源	洗涤方法
二氧化锰、氢氧化铁、碳酸盐	盐酸
银、铜	硝酸
银盐	硫代硫酸钠、浓热硝酸(处理硫化银)
硫黄	石灰水煮沸
硫酸钠、硫酸氢钠	水煮沸
有机物、胶质	乙醇、丙酮、乙酸乙酯、铬酸洗液、高锰酸钾碱性洗液、乙醇-浓硝酸洗液
瓷研钵内的污迹	食盐研洗
蒸发皿、坩埚上的污迹	浓硝酸、铬酸洗液

（3）注意事项：①铬有毒，清洗残留在仪器上的洗液时，第一、二遍洗涤水不要倒入下水道，应回收处理；②铬酸洗液可反复使用，直至溶液变为绿色时失去去污能力；③洗涤前仪器要先用其他方法尽量清洗、沥干，以免消耗太多洗液或冲稀洗液；④洗液吸水性很强，应随时把洗液瓶盖好；⑤洗液有强腐蚀性，使用时要格外小心，万一洒落在皮肤、衣服或实验桌上，应立即用大量水冲洗。

2. 高锰酸钾碱性洗液

（1）配制方法：取4 g高锰酸钾，溶于少量水中，缓缓加入100 mL 10%氢氧化钠溶液。

（2）洗涤范围：大部分有机污物。

（3）注意事项：可以反复使用。使用后高锰酸钾被还原为二氧化锰，待洗液变为浅红色或无色则失效。

3. 乙醇-浓硝酸洗液

（1）使用方法：洗涤时先加少量乙醇，再加少量硝酸即产生大量棕色二氧化氮，将有机物氧化而破坏。

（2）洗涤范围：结构复杂的有机物、油污。

（三）量器类玻璃仪器的洗涤

量器类玻璃仪器有精确刻度，要求容积准确，故洗涤要求较高。有些仪器形状特殊，一般不宜用毛刷刷洗。不过，量筒容积精度较低，可用毛刷刷洗，滴定管零刻度线以上部位也可用毛刷洗。对于较易洗涤的污迹，可以用洗衣粉或合成洗涤剂荡洗、浸泡（不能用去污粉），洗涤液倒回原瓶，再用自来水和蒸馏水清洗。对于比较顽固的污迹，常用铬酸洗液进行洗涤。

以上各法洗涤后的仪器，再经自来水多次冲洗，还残留钙离子（Ca^{2+}）、镁离子

（Mg^{2+}）、氯离子（Cl^-）等，只有在实验不允许存在这些离子时，才有必要用蒸馏水（可能有挥发性杂质）或去离子水（可能有微生物和有机物杂质）洗涤，否则不必用蒸馏水或去离子水冲洗仪器。用蒸馏水或去离子水时应遵循"少量多次"原则，3 次为宜。在分析实验中，一般用蒸馏水或去离子水，除络合滴定必须用去离子水外，其他方法均可用蒸馏水。

仪器洁净要求：仪器的内、外器壁不应附着油污和不溶物，可以被水完全润湿，器壁上留有一层薄而均匀的水膜，不挂水珠。已洗净的仪器不要用布或纸擦干，以免纤维等污物产生新的污染。

二、玻璃仪器的干燥

根据具体情况选择适当的方法干燥。经过清洗干燥后的各磨口连接部位，应垫衬一纸片，以防长时间放置后磨口粘连不能开启。

1. **晾干** 将洗净的仪器倒置（倒置后不稳的应平放）于实验柜内或架子上，让其自然风干。

2. **烘干** 洗净的玻璃仪器可以放在电热干燥箱内烘干（105 ℃左右），放进去前要先把水沥干，放置时仪器口朝上或平放，带塞的瓶子要打开。最好在烘箱降至常温后取出仪器，以免烫伤、吸潮或炸裂，需要趁热取出时应用干布垫手。注意：易燃品及用乙醇、丙酮淋洗过的仪器不可放进烘箱。

使用烘箱要注意：打开电源后，将控温旋钮顺时针转到需要的温度。要求严格控温者，初调可以比需要的温度低 10 ℃左右，因为达到设定温度自动断电后电热丝的余热会使烘箱继续升温，可能超过设定温度 10 ℃左右。当温度稍稳定后再微调，使温度缓慢到达需要的温度。对于刻度不等于实际温度的烘箱，可以先调到一定程度，当达到需要的温度后再逆时针转到加热指示灯刚好由红变绿。往烘箱放玻璃仪器时，按照先上后下次序放入，以免残留的水滴下，使已烘热的玻璃仪器炸裂。

3. **吹干** 用电吹风或气流烘干器把水气吹干。气流烘干器的上部有排成几圈的插杆，插杆多处开口，打开电源后热气从插杆里面吹出，只需把玻璃仪器口倒插入大小合适的插杆即可。

4. **用有机溶剂干燥** 一些带有刻度的计量仪器，不能用加热的方法干燥，以免影响仪器的精密度。可将一些易挥发的有机溶剂（乙醇、丙酮）倒入洗净的仪器中，把仪器倾斜，转动仪器，使器壁上的水与有机溶剂混溶，然后倾出，少量残留在仪器内的混合液晾干或冷风吹干。

（陆世惠　苏跃林）

◆　第四节　仪器的安装与拆卸　◆

一、仪器的安装

1. 标准磨口玻璃仪器的安装　一般教学用 14# 或 19# 标准磨口玻璃仪器。标准磨口玻璃仪器互换性、通用性强，便于安装、拆卸，还能避免橡胶塞（又称为橡皮塞、胶塞）、软木塞对反应体系的污染。在药物化学实验中，安装标准磨口玻璃仪器的大致步骤如下。

（1）确定反应装置中烧瓶的容积。根据各反应物的投料量计算出反应物总体积，选用的烧瓶容积为反应物总体积的 2～3 倍，烧瓶最多装 2/3 体积的溶液。

（2）找出安装实验装置所需要的所有器材，并放在桌面上。注意玻璃仪器标准磨口号数要一致，如不一致需要转接头。

（3）检查玻璃仪器与配件是否符合洁净、干燥要求，必要时洗涤、干燥。注意磨口处必须洁净，若粘有固体，则对接不严，导致漏气甚至损坏仪器。

（4）在靠近水槽、电源的适当位置（一般是实验台的中间）安装仪器，装配顺序是"由下而上，从左向右"。在铁架台的台面或可受力的一侧放置加热设备（如电炉加水浴锅、电热套）。用烧瓶夹（两个夹面应贴有衬布或套有橡皮圈）固定烧瓶时，左手拇指与其余四指将烧瓶夹与烧瓶的颈部捏紧（夹面方向与烧瓶的颈部平行），右手旋转螺丝，当感觉螺丝开始受力时再小心转 1 圈左右夹紧烧瓶，不要将烧瓶夹太紧而损坏仪器，也不要夹得太松以防晃动或脱落。然后把烧瓶放入水浴锅（瓶底尽量靠近锅底但不接触锅底，水面略高于溶液的液面）或电热套中，用十字头把烧瓶固定在铁架台上。接着在烧瓶上方安装搅拌桨、蒸馏头或冷凝管等仪器。连接时注意不要一步到位旋紧，要多方协调逐步旋紧，以防歪斜的应力折断仪器。磨口一般无须涂润滑剂，以防污染，但强碱反应时可在磨口靠大端的部位涂凡士林、真空脂或硅脂等润滑剂防止腐蚀粘连。最后从左向右连接其他仪器，给冷凝管接上自来水（下进上出）。

（5）检查仪器安装效果。先检查是否做到"上下一条线，左右在同面"，即由下而上安装的各件仪器的重心要在同一轴线上，与桌面保持垂直状态，重心不能偏移、倾斜；从侧面看，从左向右安装的各件仪器应在与桌面相垂直的同一平面内，不能出现偏离平面的扭曲状态。符合这个标准的装置有牢固、稳定、美观的特点。然后检查各连接点是否连接紧密。最后，对于常压反应或蒸馏的装置，要检查是否与大气相通，装置系统不能处于密闭状态，否则加热升压会使玻璃仪器炸裂；对于减压装置，要检查系统的气密性，不能漏气。

2. 普通玻璃仪器的安装与塞子的钻孔　普通玻璃仪器的安装步骤与标准磨口玻璃

仪器的安装步骤基本相同,主要差异在于仪器的连接。普通玻璃仪器不能直接连接,需要通过橡胶塞、软木塞、塑料塞等连接。软木塞不易与有机物作用,但易被酸碱侵蚀。橡胶塞可以把瓶子塞得很严,并且耐强碱侵蚀,但它易被酸、氧化剂和某些有机物(如汽油、苯、丙酮、二硫化碳等)所侵蚀,安装实验仪器时多用橡胶塞。在连接仪器或插入玻璃管、温度计时,需要用钻孔器对橡胶塞进行钻孔。

钻孔器是一组直径不同的金属管,一端有柄,另一端很锋利,还有一根实心铁条,用来捅出嵌入钻孔器内的橡胶。钻孔的步骤如下。

(1)选择大小适中的塞子:塞子大小应与仪器口径相适应,塞子进入瓶颈或管颈部分不能少于塞子本身高度的1/2,也不能多于2/3。

(2)选择大小合适的钻孔器:选择一个比要插入橡胶塞的玻璃管口径略粗的钻孔器,因为橡胶塞有弹性,孔道钻成后会收缩,使孔径变小。

(3)钻孔:将塞子小的一端朝上,平放在桌面上的一块木板上(避免钻坏桌面)。左手持塞,右手握住钻孔器的柄,并在钻孔器前端涂点甘油或水,将钻孔器按在选定的位置上(一般居中),以顺时针方向,一边旋转一边用力向下压。注意钻孔器要垂直于塞子的面上,不能左右摆动或倾斜,以免把孔钻偏。钻至超过塞子高度2/3时,以反时针方向一边旋转一边向上拉,拔出钻孔器。按同法从塞子大的一端钻孔,注意对准小的那端的孔位(居中),直到两端的圆孔贯穿为止。拔出钻孔器,捅出钻孔器内嵌入的橡胶。

(4)修整:钻孔后,若塞孔不光滑,可用圆锉修整,注意不要一次性过度修整。尝试插入玻璃管,如果玻璃管可以稍用力插入橡胶塞中,说明大小合适;如果难以插入,说明塞孔稍小,需要继续修整;如果可以毫不费力地插入,说明塞孔太大,不能使用。

玻璃管插入橡胶塞的方法:用甘油或水把玻璃管的前端湿润后,先用布包裹玻璃管,然后手握玻璃管的前半部,把玻璃管慢慢旋入塞孔内合适的位置。注意:用力过猛或手离橡胶塞太远都可能把玻璃管折断,刺伤手掌。

二、仪器的拆卸

实验结束后,应及时拆卸仪器并进行洗净,否则长期放置磨口粘连难以拆卸,特别是强碱反应后必须马上拆卸、清洗。拆卸仪器的一般程序:先关闭热源或电源开关,若水浴锅下有升降台,可以降低升降台,待不再回流后关闭冷凝水开关,然后按与安装相反的顺序拆卸仪器装置,并进行仪器的清洗与干燥。

当磨口塞不能开启或磨口部分发生粘连而不能拆卸时,可尝试用下列方法处理:①用小木块轻轻敲打磨口连接部位使之松动而开启。②用小火焰均匀地烘烤磨口部位,使磨口连接处受热膨胀而松动。③将标准磨口玻璃仪器放入沸水中煮沸,使磨口连接部位松动。但此法不适用于密闭的容器,防止容器内气体受热膨胀导致玻璃炸裂伤人。④将磨口竖立,向磨口缝隙间滴入几滴甘油、乙醇、乙酸乙酯、表面活性剂水溶液、水或稀盐酸进行浸渗。此法有时在几分钟内即可将粘连的磨口开启，但有时需要几天才能见效。⑤将玻璃塞的上端用软布包裹，再用适度力量扭转瓶体。

（陆世惠）

◆ 第五节　实验药品的取用与称量 ◆

一、药品试剂及其取用

（一）试剂的级别

化学试剂是纯度较高的化学物质，其纯度级别用不同的符号、标签加以区别。化学试剂可以分为一般试剂、高纯试剂（UP）、基准试剂（标准试剂）和专用试剂四大类。其中，一般试剂还分为 4 个等级及生物试剂，各级别的中文标志、英文缩写、适用范围等见表 1-3。指示剂也属于一般试剂。

表 1-3　一般试剂的级别、标志及适用范围

级别	中文标志	英文名称	英文缩写	标签颜色	适用范围
一级试剂	保证试剂（优级纯）	guarantee reagent	GR	绿色	精密分析
二级试剂	分析试剂（分析纯）	analytical reagent	AR	红色	一般分析
三级试剂	化学纯	chemical pure	CP	蓝色	一般化学实验
四级试剂	实验试剂	laboratory reagent	LR	棕色或黄色	一般化学实验辅助试剂
生物试剂	生物试剂	biological reagent	BR	黄色或其他色	生物化学及医用化学实验

高纯试剂的主体含量通常与优级纯相当，但是杂质检查项目多，规定检查的杂质含量比优级纯、基准试剂都低，主要用于微量分析中标准溶液的制备。

基准试剂主体含量高且准确，主要用于常量分析中标准溶液的制备。我国规定容量分析第一基准和容量分析基准的主要含量分别为（100.00±0.02）% 和（100.00±0.05）%。

专用试剂是具有特殊用途的试剂，如气相色谱担体、液相色谱填料，它还包括光谱纯试剂和色谱纯试剂。专用试剂与高纯试剂相同的是主体含量高、杂质含量低，区别在于前者在特定用途中有干扰的杂质成分只需要控制在不至于产生明显干扰的限度以下。

实验中应根据不同的实验要求选择不同级别的试剂。一般实验用化学纯试剂即可。

分析用水按电导率大小分为一、二、三级，电导率分别小于或等于 0.01 mS/m、0.10 mS/m、

0.50 mS/m。化学分析常用三级水(一般蒸馏水、去离子水),仪器分析多用二级水(多次蒸馏水或离子交换水),超纯物质分析、高效液相色谱法则用一级水,需要临用制备,不宜存放。

(二)试剂瓶的种类

1. 细口试剂瓶 细口试剂瓶通常为玻璃制品,也有聚乙烯制品,分为无色、棕色两种,用于保存液体试剂。氧化剂、还原剂和易挥发、分解的试剂,必须密闭、避光保存。遇光易变化的试剂如硝酸银、高锰酸钾、硝酸、碘、硫代硫酸钠、草酸、焦性没食子酸等,还有四氯化碳、三氯化碳、丙酮、乙醚等有机溶剂,应用棕色瓶盛放于阴凉暗处。过氧化氢虽然见光易分解,但是不放在棕色玻璃瓶,而是放在不透明的塑料瓶中置于阴凉暗处,因为棕色玻璃中含有重金属氧化物,它会催化过氧化氢分解。玻璃瓶的磨口塞各自成套,注意不要混淆,聚乙烯瓶盛强碱和氟化物较好。

2. 广口试剂瓶 广口试剂瓶用于装少量固体试剂,分为无色、棕色两种。

3. 滴瓶 滴瓶用于盛装需要逐滴滴加的试剂如指示剂,也分为无色、棕色两种。使用时中指和环指夹住胶头和滴管的连接处,拇指和示指捏住或松开胶头,以放出或吸取试液。

4. 洗瓶 洗瓶是聚乙烯瓶,内盛蒸馏水,只要用手捏一下瓶身即可出水。

存放时注意:强氧化剂与易燃物隔离,易燃物存放在阴凉通风处且远离火源。闪点(可燃液体或固体能放出足量的蒸气并在所用容器内的液体或固体表面与空气组成可燃混合物的最低温度)在−4 ℃以下的液体(石油醚、苯、乙酸乙酯、丙酮、乙醚等),理想存放温度为−4～4 ℃;闪点在25 ℃以下的液体(甲苯、乙醇、丁酮、吡啶等),存放温度不得超过30 ℃。

试剂瓶只能用于贮存溶液,不能用来配制溶液,也不能用来稀释浓硫酸、溶解强碱,以防大量放热炸裂试剂瓶。此外,试剂瓶绝对不可加热。

(三)打开试剂瓶塞子的方法

打开市售固体试剂瓶上的软木塞时,可手持瓶子斜放在实验台上,用锥子斜着插入软木塞将塞子取出。即使软木塞渣附在瓶口,因瓶是斜放的,渣不会落入瓶中,可用卫生纸擦掉。

打开市售液体试剂瓶上的塑料塞有困难时,可一手用一字螺丝刀插入塞子的凹槽或狭缝中,另一手示指稍按压螺丝刀与塞子,然后小心撬动,沿四周不同位置撬动一遍,待塞子撬起一定距离后就可以用手拔出塞子。还可以尝试用热水浸过的布裹上塞子的头部,然后用力拧,一旦松动,就能拧开。

当细口试剂瓶塞打不开时,可在水平方向用力转动塞子或左右交替横向用力摇动塞子。若仍打不开,可紧握瓶的上部,用木柄或木槌从侧面轻轻敲打塞子,也可在桌端轻轻叩敲，但注意不能手握下部或用铁锤敲打。用上述方法还打不开塞子时，可用热水浸泡瓶的颈部，或用热水浸过的布裹着，玻璃受热后膨胀，再仿照前面做法拧松塞子。

（四）试剂的取用

试剂瓶上必须贴有标签，写明试剂的名称、浓度和配制日期。必要时可在标签外面涂上一薄层蜡或贴透明胶来保护它。标签不明的试剂在确认前不得使用。

取用试剂前，应看清标签。取用时，先打开瓶塞，将瓶塞反放在实验台上。如果瓶塞上端不是平的，可用示指和中指将瓶塞夹住（或放在清洁的表面皿上），不可将它横置桌上，以免污染。不能用手接触化学试剂。应根据用量取用试剂，这样既能节约药品，又能取得好的实验结果。取完试剂后，要立即把瓶塞盖严（有时需要用石蜡、封口胶等加以密封），绝不允许将瓶盖张冠李戴。然后把试剂瓶放回原处，以保持实验台整齐、干净。

1. 固体试剂的取用

（1）要用清洁干燥的药匙取固体试剂。有的药匙的两端为大小不同的两个匙，分别用于取大量固体和少量固体。应专匙专用。用过的药匙必须洗净擦干后才能再使用。有时固体试剂结块成团，用塑料药匙或牛角质药匙不好取用，可用不锈钢药匙挖取，不宜用玻璃棒挖取，以免玻璃棒折断而割伤手掌。

（2）注意不要超过规定用量取药，多取的不宜倒回原瓶，以免污染试剂，可放在指定的容器中供他人使用。

（3）取用固体试剂时，可用干燥的纸称量。具有腐蚀性或易潮解的固体应用表面皿或烧杯称量。取用强碱性试剂后应马上洗净药匙，以免腐蚀。不可用滤纸盛放称量物。

（4）往试管（特别是湿试管）中加入固体试剂时，可用药匙或对折的纸片伸进试管中。加入块状固体时，应将试管倾斜，使其沿管壁慢慢滑下。

（5）对于颗粒较大的固体，可在清洁干燥的研钵中研碎。研钵中所盛固体的量不要超过研钵容量的 1/3。

（6）对于有毒药品，要在教师指导下取用。

（7）对于低熔点固体如冰乙酸（熔点为 16.6 ℃）、苯酚（熔点为 40.9 ℃），在室温较低呈固态时不便称取。可旋开瓶盖，取出瓶塞，将试剂瓶敞口放在温水中使固态转为液态。

（8）对于易氧化的试剂如苯胺（无色）、苯甲醛，久贮后会氧化变色。取用前应检查其是否变色，如变色，不能直接取用，要经过提纯处理（如蒸馏）后才能使用。

2. 液体试剂的取用

（1）从滴瓶中取用液体试剂时，要用该滴瓶中的专用滴管，在承接容器口的垂直正上方将试剂滴入，不能伸入承接容器中，以免接触器壁而污染滴管。用完后将滴管放回原滴瓶，不得放在其他地方。吸入药品的滴管不得平放或将滴管口朝上，防止试剂流入胶头内而被污染。绝不允许用未经洗净的同一滴管从不同试剂瓶中取液。

（2）从细口瓶中取液时，用倾注法。将瓶塞取下，反放在桌面上，手握住试剂瓶上贴标签的一面，逐渐倾斜瓶子，让试剂沿着洁净的瓶口或沿着洁净玻璃棒注入承接容器中。取出所需量后，将试剂瓶在容器口上靠一下，再竖起试剂瓶，以免残留在瓶口的液体流到瓶外。多取的溶液不宜倒回原瓶，可倒入指定的容器内供他人使用。

（3）在试管中进行定性实验时，取液无须准确用量，只要学会估计取用液体的量即可。如用滴管取液，1 mL 相当于 20 滴，5 mL 液体占一个试管容量的几分之几等。试管中溶液总量一般不超过其容积的 1/3。

（4）定量取用液体时，可根据需要选用不同规格的量筒、移液管或吸量管。量取液体时，应使视线与量筒内液体弯月面的最低处保持水平，偏高或偏低都会读不准而造成较大的误差。

注意：配制碱性溶液用水需要预先煮沸 15 min，以除去其中的二氧化碳。

二、天平的使用

1. 托盘天平（台秤） 托盘天平用于一般称量，最大载荷为 200 g 的托盘天平的精密度为 0.1 g 或 0.2 g，最大载荷为 500 g 的托盘天平能称准至 0.5 g。

在称量物体之前，先将游码拨到游码标尺的"0"位，检查指针是否停在刻度盘的中间。如果不在中间，要调节托盘下侧的平衡调节螺丝，当指针停在刻度盘的中间或左右摆动幅度相等时表示处于平衡状态，该中间位置称为天平的零点。称量时，左盘放称量物，右盘放砝码。砝码选取原则为"由大到小，中间截取，逐级试验"。砝码应用镊子夹取。10 g 或 5 g 以下的砝码，可以用干净的手指移动游码标尺上的游码。当添加砝码使天平的指针停在刻度盘中间时，天平处于平衡状态，此时指针所停的位置称为停点。零点与停点相符时（允许偏差 1 小格以内），砝码加游码的质量就是称量物的质量。

称量时应注意以下几点：①不能称量过冷或过热的物品；②不能将化学药品直接放在托盘上，应根据称量物的具体情况放在已称量的洁净的表面皿、烧杯或光洁的称量纸上，吸湿或有腐蚀性的药品必须放在玻璃容器内；③称量完毕，应将砝码放在砝码盒中，将游码拨回"0"位，将托盘放在一侧或用橡皮圈架起，以免天平摆动；④注意保持天平清洁。

2. 电子天平 电子天平利用电子装置完成电磁力补偿的调节，使物体在重力场中实现力的平衡，或通过电磁力矩的调节，使物体在重力场中实现力矩的平衡。电子天平最基本的功能是自动调零、自动校准、自动扣除空白和自动显示称量结果。根据精密度的不同，电子天平可以分为普通电子天平和电子分析天平。电子天平的使用方法如下。

（1）检查天平后台水泡是否居中，不居中需要调节脚螺旋使其平衡。然后接通电源，预热 20 min 以上（普通电子天平精密度较低，可以不预热直接使用）。

（2）轻按"ON"键开启显示屏，稍候出现 0.000 0 g（或 0.00 g、0.0 g）；如果显示的不是 0.000 0 g(或 0.00 g、0.0 g)，则需按一下"TAR"（去皮）键。如果需要校正，按"CAL"校正键，放上标准砝码 100 g 或 200 g，显示读数后再按一下"CAL"键确认，取下标准砝码，校正完毕。

（3）将容器（称量纸、称量物）放在秤盘上，待数字稳定后即可读数。如果需要去皮重，则按一下"TAR"键，出现全零状态时，容器质量已去除，这时向容器中加入药品，显示的是药品质量。当拿走称量物时，显示的是容器质量的负值。

（4）称量完毕，按一下"OFF"键，让天平处于待命状态。再次称量时按一下"ON"键就可以继续使用。最后使用完毕时，按一下"OFF"键，再拔下电源插头。

（5）Mettler AE-163 型电子分析天平有精密度 0.1 mg 和 0.01 mg 两档。按住开关键不松开，直到出现 160 g（量程）时，精密度为 0.1 mg，再按一下，160 g 变为 30 g，精密度为 0.01 mg。

注意：电子分析天平不能称量有磁性（如 Fe_3O_4）或带电的物体。

3. 称量方法

（1）直接法：如果固体试样洁净干燥、不易潮解或升华，或称量洁净干燥的器皿，可以用直接法称量。将称量物直接放置于天平盘中央，加砝码直到平衡（托盘天平）或直接读数（电子天平），所得读数即为称量物质量。精密称量时不得用手直接取放称量物，可戴干净的手套、用纸条包住或用镊子取放。

（2）增量法（固定质量称量法）：若为粉末状或小颗粒试样，且没有吸湿性、在空气中稳定，可用此法。把一洁净干燥的器皿（小烧杯、表面皿）或一张对角线折叠的称量纸放在左盘（天平盘）中央，称取其质量或按去皮键。精密称量时要用金属镊子（或戴手套）操作。

然后在右盘加上需要称量质量的砝码，用药匙向承接试样的器皿或称量纸中心部位上方 1～2 cm 加药，在远离平衡前可以大勺加药，接近平衡时将药匙柄端顶在掌心，用拇指和中指拿稳药匙，将药匙微微倾斜，并用示指轻轻弹动药匙柄（也可双手操作，用另一手的示指弹动药匙柄），使试样慢慢落下，直至天平平衡或显示所需的读数。

（3）减量法（差减法、递减称量法）：精密称量易吸湿、在空气中易被氧化或与二氧化碳反应的固体试样，要用减量法称量，该法只需要称量在规定范围内即可。该法用称量瓶，称量瓶用前须洗净、烘干，放干燥器中冷却至室温。烘干后称量瓶不能直接用手取，不能放不干净的地方，以防污染。

用一宽约 1 cm 的纸条套住称量瓶（内装多于需要量的已干燥好的试样。也可以戴纸指套或手套），将其从干燥器中取出，置天平盘上称其总质量。然后用同样的方法将其从天平盘上取出并移到试样接收器上方 1～2 cm，用纸片夹着瓶盖柄轻轻敲击瓶口外缘，使试样缓慢地落入接收器内（图 1-14）。当倾出的试样接近所需的量时（为保证一次性称量成功，在不好估计倾出质量时，宜倾出少量试称），一边轻轻敲击瓶口边缘，一边慢慢将瓶身竖直,使沾在瓶口的试样落回称量瓶或接收器内,盖好瓶盖,重新称量其质量,两次称量的质量之差就是取出的试样质量。若倾出的量没有达到要求,可以继续多次倾出,注意不要过量。若严重超过称量范围,需要重新称量,已经倾出的药品不得倒回称量瓶,如是贵重药品,应回收处理。

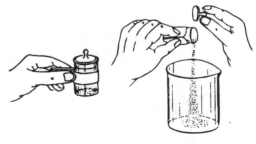

图 1-14　称量瓶的拿法和倾倒试样

4.《中华人民共和国药典》的有关规定

（1）称量"0.1 g",可以称取质量 0.06 ~ 0.14 g;称量"2 g",可以称取 1.5 ~ 2.5;称取"2.0 g",可以称取 1.95 ~ 2.05 g;称取"2.00 g",可以称取 1.995 ~ 2.005 g。该规定可以总结为"四舍六入五成双"。

（2）精密称定:精密称定是指称取质量应准确至所取质量的千分之一。称定是指称取质量应准确至所取质量的百分之一。取用量为"约"时,是指取用量不得超过规定量的 $\pm 10\%$。

三、量筒的使用

准确度量液体体积的量具包括量筒、容量瓶、滴定管、移液管、刻度吸管等。量筒是量取液体试剂的常用量器,精密度不高。它有各种不同的容量,可根据不同需要选用。例如,需要量取 8.0 mL 液体时,为了提高测量的准确度,应选用 10 mL 量筒（测量误差为 ± 0.1 mL）。如果选用 100 mL 量筒量取 8.0 mL 液体,则至少有 ± 1 mL 的误差。量取液体时应左手持量筒,并以拇指指示所需体积的刻度处,右手持试剂瓶,将液体小心倒入量筒中。读数时应使量筒竖直,视线与量筒内弯月形液面（弯月面）最低处保持水平（图 1-15）。不要求十分精密时也可以估计体积,20 滴约为 1 mL。量筒不能作反应器用,不能装热的液体。

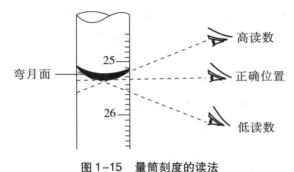

图 1-15　量筒刻度的读法

（陆世惠）

第六节 药物合成技术

一、加热与回流

在药物合成反应中,某些化学反应活化能比较高,因此需要在一定温度下进行。回流的作用就是使反应体系保持一定的温度,如果能够控制好温度不让反应物挥发,反应体系的温度就应该控制在反应物的沸点或者反应物形成的恒沸混合物的沸点上。

在进行加热与回流操作时,安装好加热回流装置,接通冷凝水,然后打开磁力搅拌器的加热开关,控制好加热速度。药物合成反应加热的方式有很多种,但是在药物合成实验室中,尽量避免使用明火加热的方式,例如,使用酒精(喷)灯或煤气灯加热,推荐使用水浴加热、油浴加热、电热套加热、恒温箱加热等方式。根据实际需要的实验条件,选择适当的热源。

1. 水浴加热 水浴加热是以水作为热浴物质来进行加热,是一种常用的加热方式,适用的温度范围是 0 ~ 100 ℃。水浴加热具体操作过程:将需要水浴的反应烧瓶浸没在盛有水的较大容器(一般用水浴锅)中,需要水浴的反应烧瓶不得与水浴锅的锅底直接接触,再把水浴锅置于热源上加热,控制加热强度,使温度在所需的范围内即可。如果加热温度高于 100 ℃,也可以选用适当的无机盐类的饱和水溶液作为热浴液,如饱和氯化钠水溶液(沸点为 109 ℃)、饱和硫酸镁水溶液(沸点为 108 ℃)、饱和氯化钙水溶液(沸点为 180 ℃)等。

水浴锅是实验室中最常用的水浴加热设备,其材质一般是铜质或铝质。为了减少水的蒸发,可使用带有锅盖的水浴锅进行加热,也可在水中加入少量石蜡,石蜡受热熔融浮于水面可以防止水的蒸发。值得注意的是,如果在实验中用到对水高度敏感的化学品,如金属钠或金属钾,绝对不能在水浴上进行加热,稍有不慎易引起火灾甚至爆炸等事故。而某些要求无水操作的化学合成实验,也不建议在水浴上进行,挥发的水分会对实验产生不利影响。

2. 油浴加热 油浴加热是以油作为热浴物质来进行加热,也是一种常用的加热手段,适用的温度范围一般是 100 ~ 250 ℃。和水浴相比,热浴液换成高沸点有机化合物。

油浴能达到的最高温度取决于所用的有机化合物的种类:使用甘油可以加热到 150 ℃,温度过高时容易发生炭化;使用甘油和邻苯二甲酸二丁酯的混合液可以加热到 180 ℃;使用植物油(如菜籽油、蓖麻油和花生油)可以加热到 220 ℃;使用液体石蜡可以加热到 220 ℃,温度稍高也不分解,但是易冒烟燃烧;使用硅油可以加热到 250 ℃,硅油在 250 ℃时仍稳定,透明度好,安全性高,是实验室最常用的热浴之一。

进行油浴操作尤其要谨慎小心,防止油外溢或油温升高引起失火。在实验过程中,如果发现油浴受热冒烟,应立即停止加热。油浴装置中应加装温度计,用于监控和调节油浴温度。对温度敏感的水银球不应放到油浴锅底部,现在通常使用热电偶测温的专用测温计。

3. 空气浴加热　空气浴是利用热空气间接进行加热的一种方法,对于沸点在 80 ℃以上的液体,原则上均可采用此法加热。最常见的一种空气浴加热是烘箱加热。

电热套加热也是实验室中常用的一种空气浴加热装置,加热套由控制电路、无碱玻璃纤维和金属加热丝编制而成的半球形加热内套组成,一般能加热到 400 ℃,高温电热套的最高加热温度可达到 1 000 ℃。电热套的操作简单方便,接通电源后,打开电源开关即可开始加热,并通过旋动"功率调节"旋钮来调节加热功率。使用完毕后关闭电源,注意要清理加热面。电热套具有调温范围大、避免明火、安全性较高的特点。第一次使用新的电热套加热,套内可能会有白烟或者异味冒出,属于正常现象。但选择用电热套加热时,要注意电热套的大小要合适,要避免水、有机溶剂或者酸(碱)性溶液进入电热套内,否则造成电阻丝短路或腐蚀。

二、冷却

有些化学反应需要在低温下进行,有些化学反应在实验过程中会产生大量的热,需要迅速释放,否则反应会失控,可能引起副反应或使反应物蒸发,甚至会发生冲料和爆炸事故。所以,在这些化学反应中,需要进行适当的冷却。有时候进行重结晶,也需要用冷却的方法进行降温。

药物合成实验中可以采用的冷却方法很多,包括自然冷却、水/冰水冷却、冰-盐浴冷却、干冰-溶剂浴冷却、液氮-雪泥浴冷却等。在实验中应根据具体的要求,采用不同的制冷剂。

1. 水/冰水　有些化学反应可在室温下进行,可把反应容器浸入水中,进行热量交换。如果需要的温度较低,也可用冰水代替常温下的水。用水和碎冰的混合物作为冷却剂,冷却效果比单独使用碎冰效果好,因为容器外壁和冰水接触面积较大,可冷却至 0 ℃左右。

2. 冰-盐浴　冰-盐浴是实验室最常用、最普通的低温源。冰-盐浴的制作方法简单,将盐研细后与碎冰按一定比例混合,可以得到 $-40 \sim 0$ ℃的制冷剂。如氯化钠/冰(质量比为 1/3),-20 ℃;氯化铵/冰(质量比为 1/2),-17 ℃;硝酸钠/冰(质量比为 1/2),-18 ℃。向一定浓度的氯化钙溶液中添加干冰,直到有冰形成,就可以调制 $-50 \sim 0$ ℃范围的制冷剂。

3. 干冰-溶剂浴　干冰-溶剂的配制和维持方法简单可靠,一般将干冰(固体 CO_2)敲碎后,小心地将一颗颗的碎干冰加到盛有有机溶剂的杜瓦瓶中,直到溶剂固化或者呈现固液两相（固体干冰不再溶解），就得到相应的制冷剂。只要反应过程中保持干冰过量，就可以维持一定的温度。干冰-溶剂浴的温度重现性较好，稳态温度的变化能控制在 ±1 ℃。用不同的有机溶剂可得到 $-100\sim-15$ ℃ 的低温，如表1-4所示。

表1-4　用于干冰-溶剂浴的有机溶剂及冷浴温度

溶剂	冷浴温度/℃	溶剂	冷浴温度/℃
乙二醇	−15	三氯甲烷	−61
四氯化碳	−20	乙醇	−72
二氯甲烷	−40	丙酮	−78
乙腈	−42	乙醚	−100

进行干冰-溶剂浴时，加入干冰时会剧烈起泡，注意戴好护目镜和手套。干冰在加入有机溶剂前必须敲碎，敲碎干冰有一定的危险性，建议使用金属丝或木箱等加以防护。

4. 液氮-雪泥浴　氮气的液化温度为 -196 ℃，将液氮加到不同的有机溶剂中，可得到不同温度的制冷剂。液氮-雪泥浴是化学合成反应和物化性质实验常用的一种低温浴。制作液氮-雪泥浴时，将液氮小心地加到不断搅拌的有机溶剂中，直至调制出呈现冰激凌状的液氮-雪泥浴。一般在使用杜瓦瓶保温的情况下，液氮-雪泥浴可以维持数小时，但是如果反应需要维持更长时间低温（如过夜），则有必要使用制冷机、循环冷凝机或者冰箱等制冷手段来维持长时间低温。在反应过程中，可根据情况添加液氮。调制液氮-雪泥浴时，也可以向不同的有机溶剂中添加液氮并搅拌至所需温度。用于液氮-雪泥浴的有机溶剂及冷浴温度见表1-5。

表1-5　用于液氮-雪泥浴的有机溶剂及冷浴温度

溶剂	冷浴温度/℃	溶剂	冷浴温度/℃
苯甲醇	−15	甲醇	−98
正辛烷	−56	乙醇	−116
氯仿	−63	乙醚	−116
正丁醇	−89	正戊烷	−131
丙酮	−95	液氮	−196

5. 低温反应浴槽　低温反应浴槽是一种可进行低温反应的仪器，可代替干冰和液氮为低温反应提供低温条件。低温反应浴槽一般使用筒状不锈钢槽，开口向上，内装乙醇液体介质，利用压缩机循环氟利昂制冷，使乙醇降温，反应瓶浸在乙醇液体中，从而使反

应瓶中反应物降温。低温反应浴槽也可以加装循环泵，使乙醇与外部的冷凝器（如旋转蒸发仪的冷凝器）连接循环，用来冷却外部更多的容器。应用液体介质不同，低温反应浴槽的使用范围不同，可以根据实验要求来选择。低温反应浴槽的具体操作过程：先在不锈钢槽内加入液体介质（一般是乙醇），介质液面应低于工作台面 30 mm 左右，将温度设置到规定的数值，启动制冷。当温度达到所设置的温度时，方可进行实验。使用完毕，将所有开关置于关闭状态，切断电源。仪器应做好经常性清洁卫生工作，平时注意观察槽内液面高度，若液面过低应及时添加液体介质。

三、搅拌

搅拌是药物合成实验必不可少的操作之一，可使反应混合物更均匀、反应体系的温度更均匀，从而有利于化学反应的进行。目前，在实验室中常使用的搅拌器主要有两种：机械搅拌器与磁力搅拌器。

1. 机械搅拌器　机械搅拌器即前文所述电动搅拌器，主要由电动机、搅拌棒和搅拌密封装置组成。电动机是动力部分，固定在支架上，由调速器调节其转动快慢。搅拌棒与电动机相连，当接通电源后，电动机就带动搅拌棒转动而进行搅拌。搅拌密封装置是搅拌棒与反应器连接的装置，它可以使反应在密封体系中进行。搅拌的效率在很大程度上取决于搅拌棒的结构。根据反应器的大小、形状、瓶口的大小及反应条件的要求，选择较合适的搅拌棒。

药物合成实验室使用的搅拌棒，一般由不锈钢立杆或聚四氟乙烯立杆和聚四氟乙烯搅拌桨组成，搅拌桨的式样一般有月牙形、十字形、一字形、板式形等，最常用的是月牙形聚四氟乙烯搅拌桨。对于装有月牙形搅拌桨的搅拌棒来说，使用的时候，搅拌棒放进烧瓶里搅拌反应溶液用，搅拌桨的叶片张开的大小可以调节，一般烧瓶的口都比较小，所以搅拌桨放到烧瓶时，要将叶片合并，放进去后，在烧瓶里轻轻地压一下，叶片就能分开，使用起来非常方便。聚四氟乙烯搅拌套塞一般与搅拌棒配套使用。

机械搅拌器一般适用于油水等溶液或固-液反应，不适于搅拌黏稠的反应物。若超负荷使用或通电后电动机不转（或因反应物太黏稠，或因安装不当卡住），很容易发热而烧坏电动机。平时应注意经常保持清洁干燥、防潮防腐蚀。轴承应经常加油保持润滑。

2. 磁力搅拌器　磁力搅拌是通过电动旋转的磁铁带动反应器中的搅拌子（耐高温、耐磨、耐化学腐蚀、磁性强）来搅拌反应混合物。一般的磁力搅拌器都有控制磁铁转速的旋钮及可控制温度的加热装置。现有将控制温度和磁力搅拌结合在一起的集热式恒温加热磁力搅拌器。

磁力搅拌器可用于搅拌或加热搅拌同时进行，适用于黏稠度不是很大的液体或者固液混合物。使用时，将容器置于搅拌器上，接通电源后，慢慢旋转控制旋钮，调至所需速度进行搅拌。搅拌速度逐步由慢调到快，不允许高速启动，以免引起搅拌子乱跳动或溶液飞溅。若需要加热,旋转加热旋钮逐渐升温,必要时可再连一台变压器,以便更好地控制温度和搅拌速度。仪器应保持清洁、干燥,不能使溶液进入机内,以免损坏主机。工作时防止剧烈震动。

使用磁力搅拌器的其他注意事项:①首次使用时,先对照仪器说明书检查仪器的配件是否齐全,譬如搅拌子、电源线等;②磁力搅拌器所用电插座应为三孔安全插座,必须妥善接地;③不要让集热式恒温加热磁力搅拌器在没有水或者油浴介质的情况下加热,以免烧坏加热线圈;④搅拌时如果发现搅拌子跳动或不搅拌,请检查反应烧瓶的放置是否平正、转速是否合适;⑤加热时间不宜过长,间歇使用可延长寿命,不搅拌时不加热;⑥使用完毕,应先将旋钮慢慢转到0,再切断电源,将温度测量探头、搅拌子等清洗干净,用干净的布擦拭清洁磁盘表面。用后应注意保养,放干燥处保存,防潮,防腐蚀。

(谭相端)

◆ 第七节　药物分离纯化技术 ◆

一、蒸馏

蒸馏是一种热力学的分离工艺,是利用混合液体或液-固体系中各组分沸点不同,使低沸点组分蒸发,再冷凝以分离整个组分的操作过程,是蒸发和冷凝两种操作的联合。与其他分离手段(如萃取、过滤、结晶等)相比,它的优点在于无须使用系统组分以外的其他溶剂,不会引入新的杂质。常用的蒸馏方法主要有3种:常压蒸馏、减压蒸馏和水蒸气蒸馏。如果主产物与有关杂质的沸点相差30 ℃左右,用常压蒸馏就能达到目的;如果目的物沸点较高,则需要采用减压蒸馏。

1. **常压蒸馏**　液态物质在一定温度下具有一定的蒸气压。当液态物质受热时蒸气压增大,待蒸气压大到与大气压或所给的压力相等时液体沸腾,这时的温度称为液体的沸点。液态物质的沸点可以通过常压下的普通蒸馏来测定。

将液体加热至沸腾,使液体变为蒸气,然后使蒸气冷却再凝结为液体,这两个过程的联合操作称为蒸馏。常压蒸馏是指在大气压下,将液体加热至沸腾,使它蒸发变为蒸气,再经冷凝器冷却后收集蒸馏液的一个过程。

常用的常压蒸馏装置通常由蒸馏烧瓶、蒸馏头、温度计、直形冷凝管、接受管、接收瓶等组成(图1-16)。

进行常压蒸馏时,先按图装好除温度计之外的仪器,从蒸馏头上口通过玻璃漏斗倒入蒸馏液,体积为蒸馏瓶容量的1/3～2/3,加入1～3粒沸石或者磁力搅拌子,插入温度

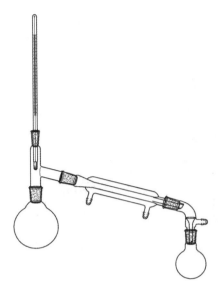

图 1-16　常压蒸馏装置

计,接通冷凝水,加热至沸腾,蒸气缓慢上升,包围水银球时,温度计显示温度快速上升,在蒸馏过程中水银球上总保持有液体,此时液体和蒸气达到平衡,显示温度即为液体沸点。蒸气过热时,水银球上液体消失,显示温度较液体沸点高,蒸馏速度保持每秒 1~2 滴,蒸馏过快会发生过热现象。

如果想分离两种沸点相差 110 ℃ 以上的混合物,则在低沸点化合物蒸完后,显示温度会下降,此时马上更换接收瓶,待温度再升高后,再接收高沸点组分。蒸馏完毕,先停止加热,不再有液体馏出后,停止通冷凝水,然后按反方向拆卸装置并及时清洗。

2. 减压蒸馏　常压下高沸点液体化合物需要加热到很高的温度才能变为蒸气,有些高沸点化合物在较高温度下容易发生分解或氧化,采用常压蒸馏方法蒸馏显然不适宜。减压蒸馏是指操作压力低于大气压的蒸馏过程,由于液体的沸点随外界压力的降低而降低,如果用真空泵等减压设备降低液体表面的压力,即可降低液体的沸点,采用减压蒸馏就可避免上述分解或氧化现象的发生。因此,减压蒸馏是分离、提纯有机物的重要方法之一,它特别适用于沸点较高及在常压蒸馏时易分解、氧化和聚合的物质。有时在蒸馏、回收大量溶剂时,为提高蒸馏速度,也考虑采用减压蒸馏的方法。

常用的减压蒸馏装置由蒸馏装置和减压装置两部分组成,见图 1-17。

(1)蒸馏装置:由圆底蒸馏烧瓶、克氏蒸馏头、毛细管、温度计、直形冷凝管、真空接受管和接收瓶组成。整套仪器必须使用圆形厚壁仪器,不能使用不耐压的平底瓶(如锥形瓶等),以防止内向爆炸。所有接口必须润滑密封,确保不漏气。插入毛细管以防暴沸,管口距瓶底 1~2 mm。为了控制毛细管的进气量,可在毛细管上口套一段软橡胶管,并

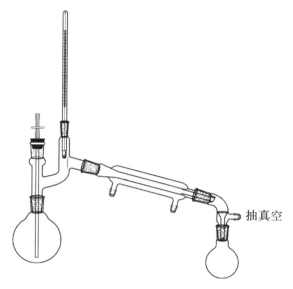

抽真空

图 1-17 减压蒸馏装置

用螺旋夹夹住;使用克氏蒸馏头可防止暴沸引起的液体冲出;如果收集不同的馏分,可采用多头接受管,通过旋转收集,使操作连续进行。

(2)减压装置:由减压泵(水泵或油泵)、吸收塔(吸水塔、吸酸塔、吸油塔)、安全瓶(缓冲瓶)和压力计(开口压力计:可测范围大。闭口压力计:可测范围小,用于高真空)组成。各部分之间用厚壁无裂缝的橡胶管紧密连接,用密封胶封口是保证高真空度的条件。

减压蒸馏时,应先进行气密性检查。安装好仪器(烧瓶的 2/3 应浸入水/油浴中,不要使瓶底和锅底接触)。夹紧毛细管上的螺旋夹,打开安全瓶上的活塞,开泵,缓慢关闭安全瓶上的活塞,如果水银高度恒定不变,说明不漏气,缓慢打开安全瓶上的活塞,关泵。

加入待蒸液体,其体积不超过烧瓶容量的 1/2,先常压蒸馏除去低沸点组分。然后打开螺旋夹及活塞,开泵。先旋紧螺旋夹,再缓慢关闭活塞,调整螺旋夹及活塞进气量,使气泡平稳且获得要求的真空度。逐渐升温、减压蒸馏,控制蒸馏速度,每秒不超过 1 滴。记录蒸馏过程的时间、压力、液体沸点、油浴温度、馏出液的流出速度等数据。蒸馏瓶内出现白色浓雾可能是物料快速分解所致。如进行分离,则要注意温度变化,旋转多头接受管,分别接收不同温度范围的馏分。蒸馏完毕,先停止加热,移去热源;慢慢旋开螺旋夹,待蒸馏瓶稍冷后再慢慢打开安全瓶上的活塞;最后关泵,拆除装置。

3. 水蒸气蒸馏　当水和不(或难)溶于水的化合物一起存在时,整个体系的蒸气压力根据道尔顿分压定律,应为各组分蒸气压之和。

$$P = P_A + P_B$$

式中 P 为总蒸气压,P_A 为水的蒸气压,P_B 为不溶于水的化合物的蒸气压。

　　当混合物中各组分的蒸气压总和等于外界大气压时,混合物开始沸腾。这时的温度即为混合物的沸点。所以混合物的沸点比其中任何一组分的沸点都要低些。

　　水蒸气蒸馏是分离纯化有机化合物的重要方法之一,它是将水蒸气通入含有不溶或微溶于水但有一定挥发性的有机物混合物中,并使之加热沸腾,使待提纯的有机物在低于100 ℃的情况下随水蒸气一起被蒸馏出来,从而达到分离提纯的目的。该法适用于具有挥发性、能随水蒸气蒸馏而不被破坏、在水中稳定且难溶或不溶于水成分的提取。

　　水蒸气蒸馏装置由水蒸气发生器、蒸馏烧瓶、直形冷凝管、接受管、接收瓶等组成。图1-18 最左边为水蒸气发生器,通常盛水量以其容积的2/3 为宜。如果太满,沸腾时水将冲至烧瓶。安全玻管几乎插到发生器的底部。当容器内气压太大时,水可沿着玻管上升,以调节内压。如果系统发生阻塞,水便会从玻管的上口喷出。此时应检查导管是否被阻塞。水蒸气导出管与蒸馏部分导管之间由一T形管相连接。T形管用来除去水蒸气中冷凝下来的水,有时操作不正常,可使水蒸气发生器与大气相通。蒸馏的液体量不能超过其容积的1/3。水蒸气导入管应正对烧瓶底中央,距瓶底8~10 mm,导出管连接在一直形冷凝管上。

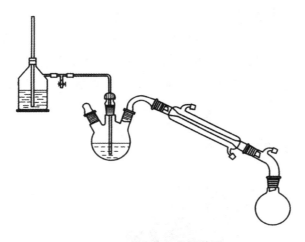

图 1-18　水蒸气蒸馏装置

　　先按图示安装、固定好水蒸气蒸馏装置,然后将待分离混合物转入蒸馏烧瓶中,加热水蒸气发生器,直至接近沸腾后才将T形管上的弹簧夹夹紧,使水蒸气均匀地进入蒸馏烧瓶(为了使水蒸气不致在烧瓶内冷凝过多,也可同时用小火加热蒸馏烧瓶)。必须控制好加热速度,使蒸气能全部在冷凝管中冷凝下来,并控制馏出液的速度为每秒2~3滴。当馏出液清亮透明、不再含有油状液滴时,即可停止蒸馏。先松开T形管上的弹簧夹,然后停止加热,稍冷后,将水蒸气发生器与蒸馏系统断开。收集馏出液和残液,最后拆除装置。

二、旋转蒸发

旋转蒸发是指通过旋转蒸发仪在减压条件下连续蒸馏大量易挥发的溶剂，如溶液浓缩、除去溶剂等。旋转蒸发仪可以密封减压，使蒸发烧瓶处于负压状态，同时通过电子控制系统让蒸发烧瓶在适当速度下恒速旋转，使溶剂形成薄膜以增大蒸发面积。蒸发烧瓶在旋转的同时置于水浴锅中恒温加热，瓶内溶液在负压下在旋转烧瓶内进行加热扩散蒸发。此外，在高效冷却器作用下，热蒸气迅速冷凝，加快蒸发速率。旋转蒸发仪主要用于蒸馏、萃取液浓缩和色谱分离时接收液的浓缩等。旋转蒸发仪的优点是能够在温和的条件下对绝大多数样品进行蒸馏；缺点是有些溶剂易产生气泡和发生暴沸，使用时应采取相应的措施，如加入消泡剂和防沸颗粒。

尽管旋转蒸发仪为小型设备，操作也简单，但不同厂家的仪器在结构布局上有一定的差异，其结构通常包括蒸馏烧瓶、蛇形冷凝管、减压泵、接收瓶、恒温水槽和电子控制系统（图1-19）。蒸馏烧瓶是一个带有标准磨口接口的梨形或圆底烧瓶，通过一可旋转的管道与蛇形冷凝管相连，蛇形冷凝管上口与减压泵相连，下口与带有磨口的接收瓶相连，用于接收被蒸发的有机溶剂。在冷凝管与减压泵之间有一三通活塞（有时活塞在冷凝管的尾部），当体系与大气相通时，可以将蒸馏烧瓶、接收瓶取下，转移溶剂。当体系与减压泵相通时，体系处于减压状态。使用时，应先减压，再开动电动机，转动蒸馏烧瓶。结束时，应先停止旋转，再通大气，以防蒸馏烧瓶在转动中脱落。

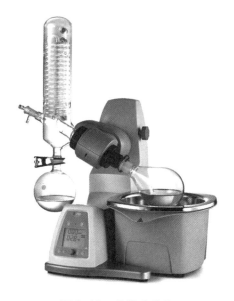

图1-19 旋转蒸发仪

三、重结晶及过滤

固体有机物在溶剂中的溶解度与温度有密切关系，一般是温度升高，溶解度增大。若把固体溶解在热的溶剂中达到饱和，冷却时由于溶解度降低，溶液变成过饱和而析出结晶。利用溶剂对被提纯物质及杂质的溶解度差异，可以使被提纯的物质从过饱和溶液中析出，而让杂质全部或大部分仍留在溶液中（若杂质在热溶剂中的溶解度极小，则配成被提纯物质的热饱和溶液后被热滤除去），从而达到提纯目的。这种纯化方法称为重结晶。

在药物合成中，由原料经有机化学反应得到的产物往往是不纯的，常称为粗产物，其中常夹杂一些副产物、未反应的原料及催化剂等。粗产物必须经过精制纯化，除去杂质后方可应用。纯化这类物质的常用方法之一是用合适的溶剂进行重结晶。一般重结晶只适用于纯化杂质含量在5%以下的固体有机化合物，当杂质含量多，无法从粗产物直接重结晶时，必须先采用其他方法（如萃取、蒸馏、升华等）进行初步提纯，然后再进行重结晶纯化。

重结晶的步骤：重结晶一般从选择溶剂开始，经过配制热溶液、热滤、冷却析晶、过滤等步骤。有时还要用活性炭脱色。

1. 选择溶剂

（1）常用溶剂：N, N-二甲基甲酰胺、氯苯、二甲苯、甲苯、乙腈、乙醇、四氢呋喃、氯仿、乙酸乙酯、环己烷、丁酮、丙酮、石油醚。

（2）其他溶剂：六甲基磷酰胺、N-甲基吡咯烷酮、苯、环己酮、二氯苯、吡啶、乙酸、二氧六环、乙二醇单甲醚、1, 2-二氯乙烷、乙醚、正辛烷。

（3）理想的重结晶溶剂应满足以下条件：①不与被提纯物质发生化学反应；②被提纯物质在较高温度时溶解度大，较低温度时溶解度小；③杂质溶解度大，不易结晶而留在母液中，或杂质溶解度极小，不溶于热溶剂中而被热滤除去；④沸点低，容易挥发；⑤能形成良好的晶体、价廉易得、毒性低；⑥适当时候可以选用混合溶剂。

2. 配制热溶液　通过实验结果或查阅溶解度数据计算被提纯物质所需溶剂的量，再将粗产物置于锥形瓶中，加入较需要量稍少的适宜溶剂，加热到微微沸腾一段时间后，若未完全溶解，可再添加溶剂。每次加溶剂后需要再加热使溶液沸腾，直至被提纯物质晶体完全溶解（但应注意：在补加溶剂后，发现未溶解固体不减少，应考虑是不溶性杂质，此时就不要再补加溶剂，以免溶剂过量）。如有颜色（非被提纯物颜色）或树脂状物质，则需要多加20%溶剂进行脱色操作。

3. 脱色　按固体质量的1%~5%加入活性炭，加热至沸腾保持几分钟后，趁热过滤（不可在沸腾的溶液中加入活性炭，否则会有暴沸的危险）。

4. 热滤　用折叠滤纸（折叠滤纸和三角漏斗要提前预热）将热溶液趁热抽滤，以除去不溶的杂质或活性炭，得到热溶液。如果过滤缓慢，可使用布氏漏斗进行抽滤。

5. **冷却析晶** 将热溶液置于室温中，让其自然慢慢冷却，或置于热水浴中，让其随热水一起慢慢冷却，温度降低后溶质溶解度变小，会部分析出晶体，此过程称为冷却析晶。某些时候溶液虽是过饱和状态，但无法析出晶体，在这种情况下，可以用玻璃棒摩擦结晶瓶内壁或投入少量晶种，帮助形成晶核；如果没有晶种，可用玻璃棒蘸取少许溶液使溶剂挥发后作为晶种，然后将玻璃棒伸入溶液中搅拌；实在难以结晶的，可在冰箱中放置较长时间来结晶。

6. **过滤** 将晶体从母液中分离一般采用过滤的方法。过滤时要尽量将母液除尽，为此可用不锈钢铲或玻璃棒把晶体压实。如有大块晶体，要研碎。为了除去晶体表面的母液，可用少量新鲜溶剂洗涤，一般洗涤 2~3 次即可。

四、柱层析

柱层析主要用于大量化合物的分离，分为吸附柱层析和分配柱层析。分配柱层析原理是根据样品混合物中各组分在固定相和流动相中分配系数不同，经多次反复分配将组分分离开来。常见的柱层析装置见图 1-20。

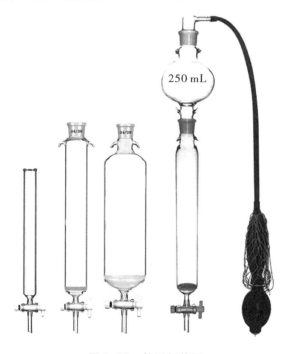

图 1-20 柱层析装置

层析柱内装有固体吸附剂，也就是固定相，如氧化铝、硅胶、氧化镁、碳酸钙、活性炭等，尤以硅胶和氧化铝应用最多。液体样品从柱顶加入，在柱的顶部被吸附剂吸附，然后从柱的顶部加入有机溶剂也就是展开剂进行洗脱。由于吸附剂对各组分的吸附能力不同,各组分以不同速度下移,被吸附较弱的组分在流动相里的含量较高,以较快的速度下移。各组分随溶剂按一定顺序从层析柱下端流出,分段收集流出液,再用薄层层析(thin layer chromatography,TLC,又称薄层色谱法)来鉴定各个组分。当硅胶等吸附剂含水量较大失去吸附能力时,其上的水作为固定相,就是分配柱层析。

柱层析的分离条件可以套用该样品的 TLC 条件,分离效果亦相同。因此,一般在柱层析前先用 TLC 选择好适宜的洗脱溶剂。

柱层析的一般步骤如下。

1. 选择吸附剂 常用的吸附剂有氧化铝、硅胶、氧化镁、碳酸钙、活性炭等,吸附剂颗粒大小应当均匀。对吸附剂来说,粒子小、表面积大,吸附能力则高,但是颗粒小时,溶剂的流速则太慢,因此应根据实际分离需要而定。柱层析使用的氧化铝有酸性、中性和碱性3 种。酸性氧化铝的 pH 约为 4,用于分离酸性物质;中性氧化铝的 pH 约为 7.5,用于分离中性物质;碱性氧化铝的 pH 约为 10,用于胺或其他碱性化合物的分离。硅胶略带酸性,只能用于对酸不敏感的化合物的分离,常用 300~400 目柱层析硅胶。若化合物的比移值(R_f)相差较大,则可使用 200~300 目硅胶以加快层析速度。

2. 选择洗脱剂 洗脱剂是一种将吸附在吸附剂上的样品进行有效分离的溶液,它既可以是某种单一溶剂,也可以是一种混合溶液。洗脱剂的选择是重要的一环,通常根据被分离物中各种成分的极性、溶解度、吸附剂的活性等来考虑。硅胶柱的洗脱首先使用极性较小的溶剂,使最容易脱附的组分先分离。然后加入不同比例极性溶剂配成的洗脱剂,将极性较大的化合物自层析柱中洗脱下来。为了得到更好的分离效果,通常把样品的 R_f 调到 0.2~0.3。

以硅胶柱为例,具体选择哪种流动相及流动相的极性,多是通过 TLC 来确定。一般来说流动相采用 TLC 得到的展开剂的比例再稀释 1 倍后的溶剂。由于层析柱和薄层板不同,即使两者使用的硅胶都相同,但是在把 TLC 得到的展开剂用在柱层析时,也显得极性偏大,所以一般稀释 1 倍。在用 TLC 选择流动相时,一般先根据文献中报道的该组分分离用什么样的流动相,就首先尝试使用该类展开剂,然后不断尝试比例,直到找到一个分离效果好的展开剂。很多时候,展开剂的选择要靠自己不断变换展开剂的组成来达到最佳效果,一般把两种溶剂混合时,采用高极性/低极性的体积比为 1:3 的混合溶剂,如果有分开的迹象,再调整比例,达到最佳效果。

在选择流动相时还应考虑到经济效益和环保。所以大多选用石油醚、乙酸乙酯。氯仿也是一种常用溶剂,但是要注意其毒性较大,所以要保持实验室通风良好。二氯甲烷也有用,但是它和硅胶的吸附是一个放热过程,所以夏天的时候经常会在柱子里产生气泡。甲醇能溶解部分的硅胶,产品最好经过后续处理,如重结晶等。其他溶剂用的相对较少,要依据不同的需要选择。另外,在使用混合溶剂时,使用的两种溶剂的沸点应该相差不大,如乙酸乙酯和石油醚(60~90)。

3. 装柱　在柱层析分离中,柱子装的质量好与差也是能否成功分离纯化物质的一个关键环节。柱子应装得严实(均匀),不能分层,否则应重新装柱。装柱分为干法和湿法,不论是干法还是湿法,硅胶(固定相)的上表面一定要平整。装完的柱子都应该要适度紧密,柱子下面的活塞一定不要涂润滑剂,否则会被淋洗剂带到产品中,可以采用四氟节门柱子。

(1)干法:干法装柱是直接往柱子里填入硅胶,然后再轻轻敲打柱子两侧,至硅胶界面不再下降为止,然后再填入硅胶至合适高度,最后用油泵直接抽,这样就会使柱子装得很结实(抽真空时间不要太长,以免柱子装得过实,流速过慢而导致扩散),接着是用淋洗剂"走柱子"。干法装柱较方便、快速且溶剂耗量少,但是其分辨率低、柱效低,故适于大量样品的初步分离。

(2)湿法:湿法装柱是先把硅胶用适当的溶剂(一般用淋洗剂)拌匀,在硅胶颗粒还没有沉降前装入层析柱中。此法最大的优点是柱子装得比较结实,没有气泡,柱效高。在用湿法装柱时,先在层析柱中装入一定量的淋洗剂,放空一部分以排走所有的气泡,关闭柱子活塞,在柱中留1~2 cm的淋洗剂,然后装入匀浆,再用淋洗剂"走柱子",直至硅胶界面不再下降。此时也可轻轻地敲打柱侧,以加速硅胶的沉降和排走带入的气泡。

4. 上样　上样也分干法和湿法。

(1)干法:干法就是把待分离的样品用少量溶剂溶解后,再加入硅胶,拌匀,再挥干溶剂后装入柱中。样品和硅胶用量一般是1∶1,但是硅胶用量越少越好,只要保证在挥干溶剂后看不到明显的固体颗粒(说明样品完全吸附在硅胶上)即可。

(2)湿法:湿法上样就是用少量溶剂(最好就是初始淋洗剂,如果淋洗剂的溶解度不好,则可以用一极性较大的溶剂,但必须少量)将样品溶解后,用胶头滴管沿着层析柱内壁均匀加入,然后用少量溶剂洗涤后,再加入。湿法较方便、省事,一般用淋洗剂溶解样品,也可以用二氯甲烷、乙酸乙酯等。

5. 洗脱　洗脱的方式可分为简单洗脱、分步洗脱和梯度洗脱3种。

(1)简单洗脱:柱子始终用同一种溶剂洗脱,直到层析分离过程结束。如果被分离物质对固定相的亲合力差异不大,其区带的洗脱时间间隔(或洗脱体积间隔)也不长,采用这种方法是适宜的。但选择的溶剂必须很合适方能使各组分的分配系数较大。

(2)分步洗脱:这种方法采用洗脱能力递增的几种洗脱剂进行逐级洗脱。它主要对混合物组成简单、各组分性质差异较大或需要快速分离时适用。每次用一种洗脱剂将其中一种组分快速洗脱下来。

(3)梯度洗脱:当混合物中组分复杂且性质差异较小时,一般采用梯度洗脱。它的洗脱能力是逐步连续增加的,梯度可以指浓度梯度、极性梯度、离子强度梯度或 pH 梯度等。最常用的是浓度梯度。

洗脱时的流速也应控制好,一般以 2 mL/min 左右为宜,可以适当加压。流速的快慢将影响理论塔板高度,从而影响分辨率。流速太快,各组分在固液两相中平衡时间短,相互分不开,仍以混合组分流出;速度太慢,将增大物质的扩散,同样达不到理想的分离效果。

6. 收集　如果样品有颜色,可根据不同颜色的色带来收集。如果样品没有颜色,按体积来收集,每隔一定体积收集 1 管。

7. 薄层鉴定　收集液在相同条件下进行薄层鉴定,斑点相同的管合并。纯度高的管合并后,除去溶剂可进行结构鉴定。

五、萃取

萃取是分离和提纯有机化合物常用的操作之一,可分为液-液萃取和固-液萃取(也叫浸取),常说的萃取是指液-液萃取。应用萃取可以从固体或液体混合物中提取所需物质,也可以用来除去混合物中少量的杂质。其原理是利用物质在两种互不相溶(或微溶)的溶剂中的溶解度或分配系数的不同,使物质从一种溶剂转移到另一种溶剂。萃取属于物理过程,萃取时如果各成分在两相溶剂中分配系数相差越大,则分离效率越高。除非分配系数极大,否则不可能一次萃取就将全部物质转移到有机相中,因此萃取往往需要反复多次操作。当用一定量的溶剂萃取时,把溶剂分成几份做多次萃取比用全部溶剂进行一次萃取要好。有机物质在有机溶剂中的溶解度一般比在水中的溶解度大,所以萃取更广泛地应用于从水相中提取有机物质。萃取一般步骤见图 1-21。

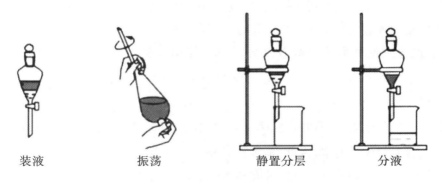

装液　　　　振荡　　　　静置分层　　　　分液

图 1-21　萃取一般步骤

1. 选择并检查玻璃仪器　选择较萃取剂和被萃取溶液总体积大 1 倍以上的分液漏斗。检查分液漏斗的磨口与磨口塞是否匹配,确保无漏液后才能使用。

2. 加料　将被萃取溶液和萃取剂分别由分液漏斗的上口倒入,塞好塞子,漏斗内的液体总量不能超过漏斗容积的一半。

3. 振荡　将分液漏斗反复多次振荡、排气。

4. 静置分层　将分液漏斗放在铁架台的铁圈上，下面放一个烧杯，静置，使不稳定的乳浊液分层。如溶液中含有表面活性物质（蛋白质、长链脂肪酸）和碱性物质，常常会产生乳化现象，使分层困难。破坏乳化的方法如下。

（1）静置较长时间。

（2）加入少量电解质（如氯化钠），利用盐析作用加速分层，同时还可降低有机物在水中的溶解度。

（3）若遇到有机碱或弱酸，可在溶液中加入酸或碱。

（4）滴加醇类化合物改变表面张力。

（5）过滤除去轻质固体物质，加热破乳。

（6）若两相密度差别过小，可增大水相的密度。

5. 分液　当漏斗内液体明显分层后，打开下端旋塞，使下层液体慢慢流入接收容器中。下层液体流尽后，关闭旋塞。上层液体从漏斗上口倒入另一容器中。

六、干燥

干燥是药物化学实验中常用到的重要操作之一，其目的在于除去固体、气体和液体中存在的少量水分或其他溶剂。例如，许多药物合成反应需要在无水条件下进行，涉及的原料和溶剂均需要干燥；为了确保原料药的质量，必须进行干燥才能满足《中华人民共和国药典》对其水分和溶剂含量的要求。常用的干燥方法有物理方法和化学方法。物理方法有晾干、烘干、吸附、蒸馏、共沸蒸馏、冷冻干燥等，也有用离子交换树脂和分子筛进行干燥操作的。化学法是利用干燥剂与水发生化学反应来除去水分，如金属钠与水可反应生成氢氧化钠和氢气。干燥剂与水分的反应多为可逆反应，需要一定的时间达到反应平衡，干燥剂达到饱和后不再吸收水分，因此，使用干燥剂干燥时需要注意干燥剂的用量。

（一）气体干燥

药物化学实验中要使用到氮气（N_2）、氧气（O_2）、氢气（H_2）、二氧化碳（CO_2）等，这些气体中可能含有很少量的水，因此，需要对这些气体进行干燥。干燥气体的仪器有气体干燥塔（图1-22）、干燥管、U形管（装固体干燥剂，如无水氯化钙等）及各种洗气瓶（装液体干燥剂，如浓硫酸等）等。

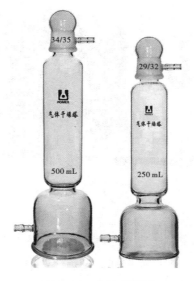

图 1-22 气体干燥塔

(二)液体干燥

液体干燥通常是在被干燥的液体中放入干燥剂,故要求干燥剂与被干燥的液体间不发生化学反应,以及溶解、络合、缔合、催化等作用。干燥剂在吸附水分的同时,也会吸附少量有机化合物,因此,会造成被干燥的化合物收率降低。所以,酸性物质不能使用碱性干燥剂,而碱性物质则不能使用酸性干燥剂。此外,选择干燥剂时还要考虑干燥剂的吸水容量和干燥效能,以及干燥剂的干燥速度、价格等,常用的干燥剂包括无水硫酸钠、无水硫酸镁等。

(三)固体干燥

固体有机化合物的干燥主要是为了除去固体物质中少量的溶剂,如水、乙醇、甲醇、丙酮、乙酸乙酯等。固体干燥常采用挥发和吸附的原理,常见的方法如下。

1. **晾干** 把要干燥的固体薄薄地摊开,让它在空气中慢慢地晾干。

2. **烘干** 把对于热稳定的固体化合物放在烘箱内或红外灯下干燥,加热的温度不得超过该固体的熔点,以免固体变色或分解。

3. **干燥器干燥** 易吸湿或在较高温度下干燥时会发生分解或变色的固体化合物可用干燥器干燥。干燥器有普通干燥器、真空干燥器、真空恒温干燥器(图 1-23)等。

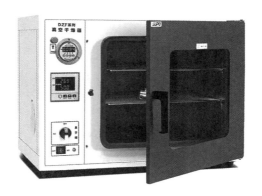

图 1-23　真空恒温干燥器

4. 冷冻干燥　冷冻干燥又称为真空冷冻干燥或冷冻升华干燥,是指干燥时物料的水分直接由冰升华成水蒸气的干燥过程。其原理就是把含有大量水分的物质预先进行降温冻结成固体,然后在一定真空条件下使固态冰直接升华出来而除去。冷冻干燥操作温度低,整个冻干过程在低温真空条件下进行,能有效地保护热敏性物质的生物活性,如酶、微生物、激素等经冻干后生物活性仍能保留;能有效地降低氧分子对酶、微生物等的作用,保持物质原来的性状;干燥物呈海绵状结构,体积几乎不变,加水后迅速溶解并恢复原来状态;干燥能排除 95% 以上的水分,使干燥后的产品能长期保存而不变质。

物质的冻干在冷冻真空干燥系统(冷冻干燥机见图 1-24)中进行。冷冻真空干燥系统由制冷系统、真空系统、加热系统和控制系统 4 个部分组成。

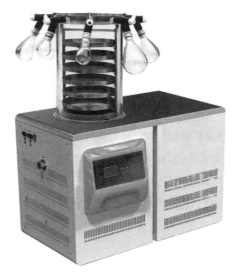

图 1-24　冷冻干燥机

（1）制冷系统：由冷冻机、冻干箱和冷凝器内部的管道组成。其功能是对冻干箱和冷凝器进行制冷，以产生和维持冻干过程中的低温条件。

（2）真空系统：由真空泵、冻干箱、冷凝器及真空管道和阀门组成。真空泵为该系统重要的动力部件，必须具有高度的密封性能，使制品达到良好的升华效果。

（3）加热系统：常利用电加热装置。加热系统可使冻干箱加热，使物质中的水分不断升华而干燥。

（4）控制系统：由各种控制开关、指示和记录仪表、自动控制元件等组成。其功能是对冻干设备进行手动或自动控制，使其正常运行，保证冻干制品的质量。

在冻干之前，把需要冻干的产品分装在合适的容器内，一般是玻瓶或安瓿；装量要均匀，蒸发表面尽量大而厚度尽量薄些；然后放入与冻干箱尺寸相适应的金属盘内。装箱之前，先将冻干箱进行空箱降温，然后将产品放入冻干箱内进行预冻，抽真空之前要根据冷凝器冷冻机的降温速度提前使冷凝器工作，抽真空时冷凝器应达到−40 ℃左右的温度，待真空度达到一定数值后，即可对箱内产品进行加热。一般加热分两步进行：第一步加温不使产品的温度超过共熔点的温度；待产品内水分基本干完后进行第二步加温，这时可迅速地使产品上升到规定的最高温度。在最高温度保持数小时后，即可结束冻干。

（蒋旭东）

◆　第八节　药物鉴定技术　◆

药物化学中药物鉴定技术一般指对化学药物的鉴定。本节将对常用的药物鉴定技术——熔点测定、薄层层析、高效液相色谱法、化学鉴别法及波谱法进行一一介绍。

一、熔点测定

（一）熔点介绍

熔点（melting point）是指一种物质按照规定的方法测定，由固相熔化成液相（有时会伴随分解）时的温度范围，是物质的一种物理常数。依法测定熔点可以鉴别药物，也可以检查药物的纯度。

在大气压下，固体化合物加热到由固态转变为液态并且固液两相处于平衡时的温度就是该化合物的熔点。一般被加热的纯固体化合物在固液两相的变化是非常敏锐的，从始熔至全熔的温度变化范围称为熔距、熔点范围或熔程（melting range），一般纯净化合物的熔距不超过1.0 ℃。若含有杂质，则其熔点比纯固体化合物的熔点低，且熔距变宽。

利用此性质，可通过熔点测定所得数据，推断被测物质为何种化合物，也可以初步判断被测物质的纯度。例如 A 和 B 两种物质的熔点相同，可用混合熔点法检验 A 和 B 是否为同一种物质。若 A 和 B 为不同物质，其混合物的熔点比各自的熔点降低很多，且熔距增大。混合熔点实验是检验两种熔点相同或相近的有机物是否为同一物质的最简便方法。

（二）测定熔点的方法

测定熔点的方法有毛细管熔点测定法和显微熔点测定法，一般初学者用的方法是毛细管熔点测定法。

1. 毛细管熔点测定法

（1）熔点管的制备：通常用内径为 0.9～1.1 mm、长 60～70 mm 的毛细管作为熔点管。将毛细管的一端用酒精灯外焰封口（与外焰成 40°角转动加热），防止将毛细管烧弯，封出疙瘩。

（2）样品的装填：在测定熔点以前，要把样品放在干燥器或烘箱中充分干燥。放少许（0.1～0.2 g）待测干燥样品于干净的表面皿上，用玻璃棒将其充分研成粉末，聚成一堆，将毛细管的开口端插入样品堆中，使样品挤入管内，把开口一端向上竖立，通过一根（长约 70 cm）直立于表面皿（或玻璃片）上的玻璃管，自由地落下，重复几次，直至在毛细管封口端底部均匀紧密地装入样品，高度约 3 mm 为止。研磨和装填样品要迅速，防止样品吸潮。

（3）仪器的安装：将提勒（Thiele）管（又叫 b 形管或熔点测定管）夹在铁架台上，装入浴液，使液面高度达到提勒管上侧管时即可。将上端套一缺口橡胶塞的温度计插入提勒管中，其深度以温度计水银球恰在提勒管的两侧管中部为宜，使温度计水银球的底端与容器的底部距离 2.5 cm 以上（图 1-25）。

（4）观察与记录：加热时，火焰须与提勒管的倾斜部分的下缘接触，此时管内液体因温度差而发生对流。关键的操作之一就是控制加热速度，一方面是为了保证有充分的时间使热能透过毛细管，样品受热熔化，令熔化温度与温度计所示温度一致；另一方面，因观察者不能同时观察温度计所示度数和样品的变化情况，只有缓慢加热，才能使此项误差减小。一般先粗测化合物的熔点，以每分钟上升约 5 ℃的速度升温，待温度上升至较规定的熔点低 10 ℃时（已知待测样品），用橡胶圈将毛细管紧附在温度计上，样品部分应靠在温度计水银球的中部。小心观察熔点毛细管内待测样品情况，记录当管内样品开始塌落即有液相产生时（始熔）和样品刚好全都变成透明液体时（全熔）的温度，该温度范围为该化合物的熔程。然后待热浴的温度下降大约 30 ℃时，换一根样品管，再做精确测定。精测时，开始升温可稍快（每分钟上升约 10 ℃），待热浴温度升温到距粗测熔点 15 ℃时，改用小火加热（或将酒精灯稍微离开提勒管一些），使温度缓缓而均匀地上升（每分钟上升 1～2 ℃）。当接近熔点时，加热速度要更慢，每分钟上升 0.2～0.3 ℃，此时应该特别注意温度的上升和毛细管中样品的变化情况。记录刚有小滴液体出现和样品恰好

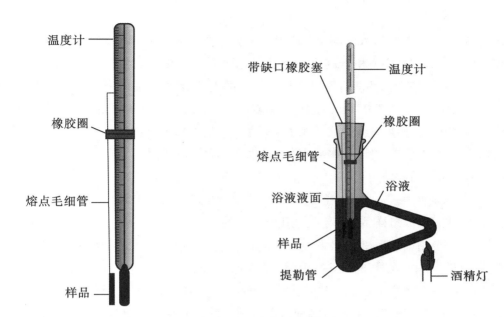

图 1-25 提勒管熔点测定装置

完全熔融时的两个温度读数。这两者的温度范围即为样品的熔程,一般每个样品至少精测 2 次。要注意在初熔前是否有萎缩或软化、放出气体及其他分解现象。例如,某一化合物在 112.0 ℃时开始萎缩,在 113.0 ℃时有液滴出现,在 114.0 ℃时全部成为透明液体,应记录为:熔点 113.0 ~ 114.0 ℃,112.0 ℃时萎缩。

熔点的测定每一样品至少重复测 2 次以上,每次测定都必须用新的熔点管重新装样品,不能使用已测过熔点的样品管。

熔点测定实验做完后,浴液要待冷却后方可倒回瓶中。温度计不能马上用冷水冲洗,否则易破裂,可用废纸擦净。

2. 显微熔点测定法 显微熔点测定法是使用显微熔点测定仪测定熔点的方法。此法样品用量少,能精确观测到样品晶体受热后熔化的过程。目前这种仪器的类型很多,但使用的原理是相同的,即通过加热,在显微镜下观察被测样品的晶形由棱角收缩变为圆形时(始熔)到刚好全变为液体(全熔)的变化过程。

现介绍 X-4 显微熔点测定仪(数显)。此仪器的优点:采用连续无级可调控温,升温速度平稳,数字显示熔点温度值,快而准确,无读数误差;可测高熔点(熔点可达 350 ℃)的样品;所用样品比毛细管熔点测定法更少(微量);通过放大镜可以观察到样品晶体在加热过程中的转化及其他变化过程,如失去结晶水、多晶体的变化及分解等。

操作步骤如下。

(1)将热台放置在显微镜底座中心孔上,并使放入盖玻片的端口位于右侧,以便于取放盖玻片及药品。

（2）热台的电源线接入调压测温仪后侧的输出端，并将传感器插入热台孔，其另一端与调压测温仪后侧的插座相连；将调压测温仪的电源线与电源相连。

（3）取两片盖玻片，用蘸有乙醚（或乙醚、乙醇混合液）的脱脂棉擦拭干净。晾干后，取适量待测样品（不大于 0.1 mg）放在一片盖玻片上并使样品分布薄而均匀，盖上另一片盖玻片，轻轻压实，然后置于热台中心，盖上隔热玻璃。松开显微镜的升降手轮，上下调整显微镜，直至从目镜中能看到待测样品轮廓时锁紧手轮。然后调节调焦手轮，直至能清晰看到待测样品的像为止。

（4）打开电源开关，调压测温仪显示出热台即时的温度值（注意：测试过程中，热台属高温部件，放入或取出样品时一定要使用镊子夹持。严禁用手触摸，以免烫伤）。根据被测样品熔点，控制调温手钮1（升温电压宽量调整）或2（升温电压窄量调整），以期达到在测样品熔点过程中，前段升温迅速，中段升温渐慢，后段升温平缓。

具体操作：先将两调温手钮顺时针调到较大位置，使热台快速升温。当温度接近样品熔点以下40 ℃左右时（中段），将调温手钮逆时针调节至适当位置，使升温速度减慢。当被测样品升温到距熔点约10 ℃时（后段），调整每5～10 s升温1 ℃左右。观察被测样品的熔化过程，记录初熔和全熔的温度值。用镊子取下隔热玻璃和盖玻片，即完成一次测试。

（5）关闭电源，将散热器放在热台上。如果需要重复测试，必须使温度降至熔点值10 ℃以下，方可再测试。

在使用这种仪器前必须仔细阅读使用指南，严格按操作规程进行。

温度计的校正：用以上方法测定熔点时，温度计上的熔点读数与真实熔点之间常有一定的偏差，往往需要进行温度计的校正。为了校正温度计，可选用一标准温度计与之比较，通常采用纯净有机化合物的熔点作为校正的标准。

🧪 注意事项

1. 应尽量将样品研细，否则样品颗粒间传热效果不好，使熔距变宽。若样品易吸湿，通常在红外灯下进行。

2. 若样品颗粒较大，用研钵磨细后使用。

3. 测定结果与样品装入的多少及紧密程度有关，装入的样品要结实，受热时才均匀，如果有空隙，不易传热，影响测定结果。

4. 测定易升华或易吸潮的物质的熔点，应将毛细管开口端熔封。

二、薄层层析

(一)薄层层析介绍

薄层层析(thin-layer chromatography,TLC,又称薄层色谱法)是快速分离和定性分析微量物质的一种极重要的实验技术,具有设备简单、操作方便且快速的特点。它是将固定相支持物均匀地铺在载玻片上制成薄层板,将样品溶液点加在起点处,置于层析容器中,用合适的溶剂展开而达到分离的目的。用此法分离时几乎不受温度的影响,可采用腐蚀性显色剂,而且可在高温下显色,特别适用于挥发性小或在较高温度下易发生反应的物质,也常用来跟踪有机反应或监测有机反应完成的程度。

薄层层析按分离机制的不同分为吸附层析(adsorption chromatography)、分配层析(partion chromatography)、离子交换层析(ion exchange chromatography)等,最常用的为吸附层析。吸附层析中样品在薄层板上经过连续、反复的被吸附剂吸附及被展开剂解吸附过程,由于不同的物质被吸附剂吸附的能力及被展开剂解吸附的能力不同,故在薄层上以不同速度移动而得以分离。通常用比移值(R_f)表示物质移动的相对距离(图1-26)。

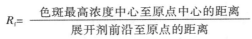

$$R_f = \frac{色斑最高浓度中心至原点中心的距离}{展开剂前沿至原点的距离}$$

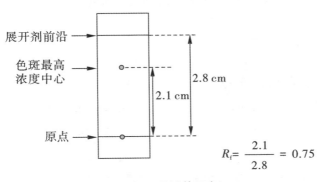

展开剂前沿

色斑最高
浓度中心

2.8 cm

2.1 cm

原点

$$R_f = \frac{2.1}{2.8} = 0.75$$

图1-26　R_f计算示意

物质的比移值随化合物的结构、吸附剂、展开剂等不同而异,但在一定条件下每种化合物的比移值都为一个特定的数值。故在相同条件下分别测定已知和未知化合物的比移值,再进行对照,即可鉴别未知化合物。

(二)操作步骤

1. 薄层板的制备和活化(湿法制硬板)　取硅胶 G 置于研钵中,加入 3 倍量 5 g/L 羧甲基纤维素钠溶液,研调成均匀糊状后,立即倾于洁净载玻片上,用手左右前后摇晃,使糊状物迅速铺平,布满整块载玻片(厚度为 0.3 ~ 1.0 mm)。将薄层板放于水平平面上晾干后，置于 105 ~ 110 ℃烘箱中烘 30 min 活化，然后放在干燥器内保存备用。

2. 样品、展开剂和显色剂的配制　样品一般用易挥发的溶剂（如乙醇、乙酸乙酯等）溶解，浓度适中。展开剂应临用时配制，一般用吸量管取液。显色剂的配制方法见附录二。

3. 点样　在距薄层板一端 1 cm 处用铅笔轻轻画一条直线作为起始线。用毛细管（内径小于 1 mm 且管口平整）吸取样品溶液，垂直地轻轻点在起始线上。若溶液浓度太稀可重复多次点样，再次点样时应等斑点晾干后点在同一圆心上，一般重复 2 ~ 3 次点样后斑点直径以扩散成 1 ~ 2 mm 为宜。若点样太少，有些成分不易显示出来；若点样太多易造成斑点过大，相互交叉或拖尾，不能得到很好的分离效果。在同一块薄层板上可多处点样，点样间距应在 1 cm 以上。

4. 展开　先在展开槽中放入展开剂，加盖使槽内蒸气饱和 10 min，再将薄层板斜靠于展开槽内壁，点样端接触展开剂，但点样的位置必须在展开剂液面之上，密闭展开槽。待展开剂上升到距薄层板另一端约 1 cm 时，取出平放，用铅笔或细针画出前沿线位置，晾干或用吹风机吹干。

5. 显色　用显色剂喷雾显色，有的还要 105 ℃烘 3 min 左右才能显色。有的实验无须显色剂，热风吹干后便显出色斑。用铅笔或细针画出各色斑最高浓度中心位置。量出每个色斑最高浓度中心至原点中心的距离，计算 R_f，必要时与相关对照品色斑做比较。

三、高效液相色谱法

（一）高效液相色谱法介绍

高效液相色谱法（high performance liquid chromatography，HPLC）是 20 世纪 60 年代末至 70 年代初发展起来的一种新型分离分析技术，随着不断改进与发展，目前已成为应用极广泛的化学分离分析的重要手段。其基本方法是用高压泵将具有一定极性的单一溶剂或不同比例的混合溶剂泵入装有填充剂的色谱柱，经进样阀注入的样品被流动相带入色谱柱内进行分离后依次进入检测器，由记录仪、积分仪或数据处理系统记录色谱信号或进行数据处理而得到分析结果。

高效液相色谱仪主要包括以下部件：溶剂瓶、溶剂瓶箱、在线脱气机、液相泵、手动或自动进样器（六通阀）、色谱柱、柱温箱、检测器。不同的配置可以有不同的模块（如自动进样器、恒温器等）。高效液相色谱法按固定相的不同分为液-液色谱法和液-固色谱法；按色谱原理的不同分为分配色谱法、吸附色谱法等。

目前，化学键合相色谱应用最广泛，它是在液-液色谱法的基础上发展起来的，将固定液的官能团键合在载体上，形成的固定相作为化学键合相。它具有不易流失的特点，一般认为有分配与吸附 2 种功能，常以分配作用为主。

根据固定相与流动相极性的不同,液–液色谱法又可分为正相色谱法和反相色谱法。当流动相的极性小于固定相的极性时称为正相色谱法,主要用于极性物质的分离分析;当流动相的极性大于固定相的极性时称为反相色谱法,主要用于非极性物质或中等极性物质的分离分析。十八烷基硅烷键合硅胶 C18(ODS)填料是最常使用的反相色谱填料。

高效液相定量分析中常采用的两种方法是内标法和外标法。内标法是一种间接或相对的校准方法。在分析样品中某组分含量时,加入一种内标物质以校准和消除操作条件的波动对分析结果产生的影响,以提高分析结果的准确度。而外标法是用待测组分的纯品作对照物质,以对照物质和样品中待测组分的相应信号相比较进行定量的方法。外标法可分为工作曲线法及外标一点法等。工作曲线法是用对照物质配制一系列浓度的对照品溶液确定工作曲线,求出斜率、截距。在完全相同的条件下,准确进样与对照品溶液相同体积的样品溶液,根据待测组分的信号,从标准曲线上查出其浓度,或用回归方程计算,工作曲线法也可以用外标二点法代替。外标一点法是用一种浓度的对照品溶液对比测定样品溶液中 i 组分的含量。将对照品溶液与样品溶液在相同条件下多次进样,测得峰面积的平均值,用下式计算样品中 i 组分的含量。

$$W_s = A_s W_r / A_r$$

式中 W_s 与 A_s 分别代表在样品溶液进样体积中所含 i 组分的质量及相应的峰面积。W_r 及 A_r 分别代表在对照品溶液进样体积中含纯品 i 组分的质量及相应的峰面积。外标法方法简便,无须校正因子,不论样品中其他组分是否出峰均可对待测组分定量。

(二)操作步骤

1. 色谱条件

(1)色谱柱:常用 ODS 柱,也有其他色谱柱。

(2)流动相:甲醇–水、乙腈–水是常用的流动相,有时加入少量的乙酸、三乙胺等调节 pH。

(3)流速:一般为 1.0 mL/min。

(4)检测波长:根据具体检测目标确定。

2. 对照品溶液的配制　进样前必须用 0.45 μm 微孔滤膜滤过。

3. 样品溶液的配制　进样前必须用 0.45 μm 微孔滤膜滤过。

4. 进样分析　用微量注射器吸取对照品溶液,进样 10～20 μL,记录色谱图,重复 3 次。以同样方式分析样品溶液。

5. 结果计算　一般采用外标法计算。

🧪 注意事项

1. HPLC 所用流动相必须预先脱气，否则容易在系统内逸出气泡，影响泵的工作。气泡还会影响柱的分离效率、检测器的灵敏度和基线稳定性，甚至导致无法检测（噪声增大，基线不稳，突然跳动）。此外，溶解在流动相中的氧还可能与样品、流动相甚至固定相（如烷基胺）反应。溶解气体还会引起溶剂 pH 的变化，给分离或分析结果带来误差。常用的脱气方法有加热煮沸、抽真空、超声、吹氩等。

2. 对照品溶液和样品溶液在进样前必须经 0.45 μm 的微孔滤膜滤过。

四、化学鉴别法

（一）化学鉴别法介绍

化学鉴别法系指根据药物与化学试剂在一定条件下发生离子反应或官能团反应，产生不同颜色、生成不同沉淀、呈现不同荧光或放出不同气体等现象，从而做出定性检测结论。如果供试品的鉴别实验结果与质量标准的规定相符，则认为该项鉴别实验符合规定，或称为"阳性反应"。化学鉴别法是药物检测中最常用的鉴别方法。化学鉴别试验分为一般鉴别试验和专属鉴别试验。

化学鉴别法具有反应迅速、现象明显的特点。各种化学鉴别法的特点如下。

1. **呈色反应鉴别法** 供试品溶液中加入适当的试剂，在一定条件下进行反应，生成易于观测的有色产物。

2. **沉淀生成反应鉴别法** 供试品溶液中加入适当的试剂，在一定条件下进行反应，生成不同颜色的沉淀，有的具有特殊的沉淀形状。

3. **荧光反应鉴别法** 在适当的溶剂中药物本身可在可见光下发射荧光，如硫酸奎宁的稀硫酸溶液显蓝色荧光。

4. **气体生成反应鉴别法** 大多数的胺类药物、酰脲类药物及某些酰胺类药物经强碱处理后加热产生氨气；含碘有机药物经直火加热可生成紫色碘蒸气（碘甘）等。

5. **使试剂褪色的鉴别法** 供试品溶液中加入适当的试剂，在一定条件下进行反应，使试剂褪色。如维生素 C 的二氯靛酚反应、氧烯洛尔的高锰酸钾反应等。

（二）一般鉴别试验

一般鉴别试验是验证药物是否呈现某一离子或基团共有的化学反应，在质量标准中一般描述为"本品显某某鉴别反应"，如"本品显芳香第一胺类的鉴别反应""本品显氯化物的鉴别反应"。一般鉴别试验只能证实供试品是不是某一类药物，不是对未知药物进行定性检测。对无机药物是根据其组成的阴、阳离子的特殊反应进行鉴别，对有机药物则大都采用典型的官能团反应进行鉴别。

一般鉴别试验的具体方法收载在《中华人民共和国药典》附录中。《中华人民共和国药典》二部附录Ⅲ一般鉴别试验中共收载了丙二酰脲类、托烷生物碱类、芳香第一胺类、有机氟化物类、无机金属盐类(如钠盐、钾盐)、有机酸盐类(如水杨酸盐、枸橼酸盐)等35个一般鉴别试验项目,举例如下。

1. 芳香第一胺类的鉴别

(1)方法:取供试品约50 mg,加稀盐酸1 mL,缓缓煮沸使供试品溶解,放冷,加0.1 mol/L亚硝酸钠溶液数滴,滴加碱性β-萘酚试液数滴,视供试品不同,生成由橙黄色到红色沉淀。

(2)原理:芳香第一胺类药物或水解后能生成芳香第一胺类的药物,均可与亚硝酸钠发生重氮化反应,生成的重氮盐与碱性β-萘酚形成偶氮化合物,视供试品不同,颜色从橙黄色到红色。

2. 钠盐的鉴别

(1)方法:①取铂丝,用盐酸湿润后,蘸取供试品,在无色火焰中燃烧,火焰即显鲜黄色;②取供试品约100 mg,置10 mL试管中,加水2 mL溶解后,加15%碳酸钾溶液2 mL,加热至沸,不得有沉淀生成;加焦锑酸钾试液4 mL,加热至沸;置冰水中冷却,必要时用玻璃棒摩擦试管内壁,应有致密的沉淀生成。

(2)原理:在低温条件下,钠离子与焦锑酸钾试液生成致密的沉淀物。

(三)专属鉴别试验

专属鉴别试验是根据药物化学结构上某些基团所具有的特有化学性质和专属反应而进行的鉴别试验,举例如下。

1. 硫酸阿托品的鉴别方法

(1)方法:取本品约10 mg,加发烟硝酸5滴,置水浴上蒸干,得黄色残渣,放冷,加乙醇2~3滴湿润,加固体氢氧化钾一小粒,即显深紫色。

(2)原理:该反应为维他立(Vitali)反应,是阿托品、东莨菪碱、山莨菪碱等含莨菪酸的托烷类生物碱的特征反应。供试品与发烟硝酸共热,生成黄色三硝基(或二硝基)衍生物,冷却至室温后,遇醇制氢氧化钾即生成深紫色的醌型化合物。

2. 异烟肼的鉴别方法

(1)方法:①取本品约0.1 g,加5 mL水溶解后,加10%香草醛的乙醇溶液1 mL,摇匀,微热,放冷,即析出黄色结晶;②取本品约10 mg,置试管中,加水2 mL溶解后,加氨制硝酸银试液1 mL,即发生气泡与黑色浑浊,并在试管上生成银镜。

(2)原理:因为异烟肼结构中的肼基具有强还原性,与香草醛反应能够将醛基还原形成香草醇而析出;氨制硝酸银试液反应能够将银离子还原生成单质银,发生银镜反应。

综上所述,一般鉴别试验是以某些类别药物的共同化学结构为依据,根据其相同的物理化学性质进行药物真伪的鉴别，以区别不同类别的药物。而专属鉴别试验则是在一般鉴别试验的基础上，利用各种药物的化学结构差异引起的性质差异来鉴别药物是否具有特殊基团或特殊化学结构，达到最终确证药物真伪的目的。

五、波谱法

（一）波谱法介绍

波谱法主要是以光学理论为基础，以物质与光相互作用为条件，建立物质分子结构与电磁辐射之间的相互关系，从而进行物质分子几何异构、立体异构、构象异构、分子结构分析和鉴定的方法。波谱法在鉴定化合物的类别、确定化合物的结构、测定化合物的含量、研究化学反应的机制等方面具有极重要的作用。波谱法在化学、化工、石油、地质、食品、医药、轻工、环保等许多领域有广泛应用，成为相关行业不可缺少的分析研究手段。一些光谱数据也是有机化合物的重要物理常数，故波谱技术是研究有机化合物的重要工具。波谱分析的理论不仅对药物结构分析和鉴定起着重要的作用，同时也是药物化学、药物分析、药物代谢动力学、天然药物化学等学科必不可少的分析手段。

波谱法主要包括紫外-可见光谱、红外光谱、核磁共振波谱和质谱，简称为四谱。四谱是现代波谱分析中最主要也是最重要的 4 种基本分析方法。在四谱中除了质谱，其他都属于吸收光谱。吸收光谱的形成是由于一定波长的光照射分子而产生的，不同的分子结构吸收不同能量的光，吸收的情况通过光谱仪来测量，得到相应的光谱图。若用近紫外及可见光区的光线照射，所产生的光谱为紫外-可见光谱；如果利用中红外光区光线照射，产生的光谱为红外光谱；而利用有机化合物中的原子核如氢核（^{1}H）的磁性，把有机化合物放在磁场中，再用无线电波照射，引起核磁共振吸收，这样所得的光谱称为氢核磁共振波谱，简称氢谱。若有机化合物分子在高真空下受到高能量电子束的轰击，产生各种正离子碎片，把这些碎片按质荷比（m/z）进行分离和记录，则得到质谱。

（二）四谱介绍

1. **紫外-可见光谱**　紫外-可见光谱（ultraviolet-visible spectrum，UV）是因多数有机物分子中含有能吸收紫外-可见光的基团而显特征吸收光谱，可作为鉴别的依据。但因吸收光谱较简单，曲线形状变化不大，用作鉴别的专属性远不如红外光谱。

20 世纪 30 年代，光电效应应用于光强度的控制产生了第一台分光光度计。由于单色器材料的改进，这种古老的分析方法由可见光区扩展到紫外光区和红外光区。紫外光谱灵敏度和准确度高，应用广泛，对大部分有机化合物和很多金属、非金属及其化合物都能进行定性、定量分析，且仪器的价格便宜，操作简单、快速，易于普及推广，所以至今它仍是有机化合物结构鉴定的重要工具。近年来，由于采用了先进的分光、检测及计算机技术，仪器的性能得到极大的提高，加上各种方法的不断创新与改善，紫外-可见光谱成为含发色团化合物结构鉴定、定性和定量分析不可或缺的方法之一。

2. 红外光谱　红外光谱（infrared spectrum，IR）是专属性很强、应用广泛的鉴别方法，主要用于鉴别组分单一、结构明确的原料药，特别适合于用其他方法不易区分的同类药物，如磺胺类、甾体激素类和半合成抗生素类药品。

1947 年，第一台双光束自动记录的红外分光光度计问世。这是一台以棱镜作为色散元件的第一代红外分光光度计。到了 20 世纪 60 年代，用光栅代替棱镜作为分光器的第二代红外光谱仪投入使用，由于它分辨率高，测定波长的范围宽，对周围环境要求低，加上新技术的开发和应用，红外光谱的应用范围扩大到络合物、高分子化合物和无机化合物的分析上，并且可以储存标准图谱，用计算机自动检索。20 世纪 70 年代后期，第三代即干涉型傅里叶变换红外光谱仪投入使用。此种光度计灵敏度、分辨率高，扫描速度快，是目前主要机型。近来，研究者已采用可调激光器作为光源来代替单色器，成功研制了激光红外分光光度计，也就是第四代红外分光光度计，它具有更高的分辨率和更广的应用范围，但目前尚未普及。

3. 核磁共振波谱　核磁共振波谱（nuclear magnetic resonance spectroscopy）是将核磁共振现象应用于测定分子结构的一种谱学技术。核磁共振波谱的研究主要集中在氢谱和碳谱两类原子核的波谱。核磁共振技术是有机化合物结构测定的有力手段，不破坏样品，是一种无损检测技术。

自 1945 年以 F. Bloch 和 E. M. Purcell 为首的两个研究小组同时独立发现核磁共振现象以来，^{1}H 核磁共振在化学中的应用已有 50 年了。特别是近 20 年来，随着超导磁体和脉冲傅里叶变换法的普及，核磁共振的新方法、新技术不断涌现，如二维核磁共振技术、差谱技术、极化转移技术及固体核磁共振技术的发展，使核磁共振的分析方法和技术不断完善，应用范围日益扩大，样品用量减少，灵敏度大大提高。核磁共振是有机化合物结构鉴定的一个重要手段，一般根据化学位移、偶合分裂峰数、偶合常数、积分峰面积进行结构鉴定。核磁共振波谱可用于化学动力学方面的研究，如分子内旋转、化学交换等。因为它们都影响核外化学环境，从而在波谱上有所反映。核磁共振波谱还用于研究聚合反应机制和高聚物序列结构。

4. 质谱　质谱（mass spectrum，MS）是将被测物质离子化后，在高真空状态下按离子的质荷比大小分离，从而实现物质成分和结构分析的方法。

早在 1912 年左右，J. J. Thomson 就制成了第一台质谱装置，并用其发现了 ^{20}Ne 和 ^{22}Ne。早期，这种方法主要用于测定相对原子质量和发现新元素。在 20 世纪 30 年代，离子光学理论的建立促进了质谱仪的发展。20 世纪 40 年代以后质谱法除用于实验室工作外，还用于原子能工业和石油工业。20 世纪 60 年代开始，质谱就广泛地应用于有机化合物分子结构的测定。近几十年来，质谱仪发展迅速，相继出现了多种类型和多种用途的质谱仪。

四谱技术对结构的测定所提供信息侧重点是不同的，红外光谱主要用于鉴定化合物中存在的官能团；核磁共振氢谱主要用于准确测定分子中不同氢原子的位置和数目；而紫外-可见光谱可以鉴定发色基团，说明结构中共轭关系；根据质谱能够知道正确的相对分子质量和分子的部分结构。也就是说依据一种光谱来分析有机化合物的结构是不足的，往往需要综合多种光谱来解析化合物的结构。

波谱分析除了四谱之外，还有拉曼光谱、荧光光谱、旋光光谱、圆二色光谱、顺磁共振谱、X射线衍射法等。不同的光谱都有其所长。目前拉曼光谱和红外光谱的联用已应用广泛，旋光光谱、圆二色光谱在测定手性化合物的构型和构象、确定某些官能团在手性分子中的位置方面有独到之处，因此也常和紫外-可见光谱联用，以达到更高要求的分析目的。

（徐佳佳）

◆ 第九节 实验的预习、记录和实验报告的书写 ◆

一、实验预习

1. 实验预习的目的与意义 ①避免中毒、火灾、爆炸等安全事故，保证自己与他人的人身安全。②避免实验操作失误、差错，保证实验成功。③避免边看书边操作，提高工作效率。④提前思考相关问题，明确自己的困惑之处，便于课堂上向老师提出问题及回答老师提出的问题，活跃课堂气氛，提高教学质量。

2. 实验预习的内容与要求 实验预习的内容较多，要求各不相同。首先，画出实验流程图，对实验全局有整体把握，做到胸有成竹。其次，在实验流程图中标记关键实验条件和操作注意事项，掌握实验成功的关键因素，熟知该实验可能发生安全事故的危险因素。最后，理解实验原理，了解实验相关的背景知识和理论基础，有不明白的地方应自己查阅课本、检索文献资料。如还是不明白，则写成预备问题，留待课堂上向老师提问。

二、实验记录

1. 基本要求 应准备专用实验记录本，不要写在实验课本（讲义）上，更不要写在单页纸、碎纸片或手掌上。用钢笔、签字笔等书写，不得用铅笔。实验记录一定要及时、准确、完整，条理分明，实事求是，不能实验结束后补记，切忌记录太晚忘记数据就主观臆断去记录，决不能随意拼凑或伪造数据。若写错需要修改，一横划去原来的数据，但是必须清晰可辨,方便日后查询,然后写上正确数据、姓名及修改日期。

2. 记录内容

(1)基本信息:包括实验名称、日期、实验条件(如室温、湿度、大气压)等,有时还要写上实验人员姓名、实验地点。

(2)器材与试剂:包括仪器名称(型号、厂家)、材料名称(厂家、批号)、试剂名称(级别、厂家、批号)、溶液的浓度等。该部分内容在科学研究中很重要,但在教学实验中往往被忽略。如果在教学实验中养成良好的科研习惯,对以后从事科学研究工作是很有意义的。

(3)实验现象与结果:药物化学实验一般要求记录实验结果(包括数据大小、单位),如合成或纯化产品的物理状态、晶形、颜色、质量(或体积)、熔点,以及展开系统、展开距离等。如能进一步记录实验过程与现象,如反应物的接触情况、反应时间、加热温度、回流速度、颜色变化、溶解状态等,则有利于实验成败的原因分析与讨论,甚至可能进行研究创新。

3. 记录的有效数字问题　有效数字是实验中实际测到的数字,它包括几位准确可靠的数字和最后一位估读数字(习惯上首位数字≥ 8时可看成多一位有效数字)。通常,一种仪器标尺读数的最低一位应该用内插法估计到两条分度线间距的$1/10$,即应记录至仪器最小分度值的下一位。例如,用最小刻度为$1\ mL$的量筒测量液体体积,测得体积为$17.5\ mL$,其中$17\ mL$是直接由量筒的刻度读出的,$0.5\ mL$是估计的,它的有效数字是3位;用最小刻度为$0.1\ mL$的刻度吸管量取液体$7.56\ mL$,其中$7.5\ mL$是直接从刻度读出的,而$0.06\ mL$是估计的,它的有效数字是3位。

但是,天平称量记录至最小分度即可,不估读至下一位,因为其最小分度值已经是不确定值。例如,用精密度为$\pm 0.1\ g$的天平称取$6.8\ g$药品,它的有效数字是2位;用精密度为$\pm 0.000\ 1\ g$的分析天平称取$6.812\ 5\ g$药品,它的有效数字是5位。

可见,有效数字与仪器的精密度有关。在记录实验结果时,超过或低于仪器精密度的记法都是不恰当的。在精密度为$\pm 0.1\ g$的天平上称出$6.8\ g$不能记为$6.800\ 0\ g$,否则就提高了天平的精密度;在精密度为$\pm 0.000\ 1\ g$的分析天平称出$6.800\ 0\ g$不能记为$6.8\ g$,否则就降低了分析天平的精密度。

注意:①0在数字前,它仅起到定位作用,不算有效数字,如$0.003\ 5$的有效数字是2位;②0在数字中间,是有效数字,如$4\ 003$的有效数字是4位;③0在小数的数字后,也是有效数字,如4.50的有效数字是3位;④以0结尾的正整数,如$2\ 500$,其有效数字不确切,应根据科学记数法书写,有效数字是2位时应写成2.5×10^{3},有效数字是3位时应写成2.50×10^{3};⑤pH、lgK等对数的有效数字的位数取决于小数部分数字的位数,整数部分只起定位作用,不算有效数字。如$pH=10.20$,其有效数字位数为2位,这是因为该数据由$C_{H^+}=6.3\times 10^{-11}\ mol/L$得来。

三、实验报告的书写

(一)实验报告的内容

实验报告一般应包括实验目的、实验原理、仪器与试药、实验步骤、实验现象与结果、数据分析与结论、讨论，有时还包括习题。

(二)实验报告书写原则与方法

很多学生以简单照抄实验课本(讲义)的方式写实验报告，这是不可取的。

第一，要实事求是，根据自己实验操作的实际书写。有些实验是根据学时数或学生的学历层次选择部分内容进行教学，不能把未做的实验内容抄进实验报告。有些实验根据以往实验效果、实验条件对比研究或出于其他考虑，带教老师改变了某些实验方法或步骤，要如实把改变后的实验方法写进实验报告，而不是盲目抄书。

第二，要简明扼要，多用图表，减少冗长的文字。实验课本(讲义)为了把原理、方法、注意事项、相关知识等内容讲清楚、讲透彻，往往用较多的文字进行论述、说明。写实验报告时不应照抄实验课本(讲义)，而要简化表述，最好用图表的方式进行表达，简洁明了。

第三，要信息完备，交代清楚实验相关的具体信息。如实验课本(讲义)只提出了温度要求和试剂名称，具体实验中你是用什么厂家的什么仪器来加热的，你用的试剂是哪个厂家、什么级别、什么批次的试剂，这些因素可能对实验结果产生影响，有必要在实验报告中交代清楚。

第四，要表达规范、逻辑合理、结论严谨。用本专业的术语规范表达，没有错别字和语病，逻辑推理、分析要合理，不下没有证实的结论，不拔高实验成效。

(三)有关产率的计算问题

在计算合成反应的产率时，很多学生直接把所得产物的质量除以理论产量认为是产率，这是不严谨的。只有在鉴定(如 TLC、HPLC、熔点测定、红外光谱、核磁共振波谱)所得产物是目标产物并确定其纯度后，才能计算准确的产率。如果这些工作都没有做而要计算产率，那么应该用"≤"。

(四)数字的修约与运算

1. 数字的修约 在实验结果的处理过程中，各个测量值的有效数字位数可能不同，因此需要先按照一定的运算规则，确定各测量值的有效数字位数，然后将后面多余的数字舍弃，这个过程称为数字的修约。数字的修约一般采用"四舍六入五成双"的规则。修约要一次完成，不能多次逐步修约。

视末位有效数字后面的第一位数字，小于或等于 4 时则舍去，大于或等于 6 时则进位，等于 5 时，若 5 后数字不为 0 则进位，若 5 后数字为 0，则看末位有效数字是奇数还是偶数决定取舍,是奇数则进位,是偶数则舍去。

例如,取 4 位有效数字,24.024 8 应为 24.02,27.327 3 应为 27.33,23.025 4 应为 23.03,23.025 0 应为 23.02,24.015 0 应为 24.02。

2. 有效数字的运算法则

(1)加减运算:在进行加减运算时,所得结果的小数点后面的位数应该与各加减数中小数点后面位数最少者相同。如 15.34+0.008 50+1.434=16.78。

(2)乘除运算:在进行乘除运算时,所得结果的有效数字的位数应与各数中最少有效数字的位数相同,而与小数点的位置无关。如 2.3×0.524=1.2;25.64÷1.057 82=24.24。

(3)对数运算:在对数运算中,真数有效数字的位数应与对数尾数的位数相同。如 lg15.36=1.186 4,不能写成 lg15.36=1.186。同样,当 pH=5.28 时,$C_{H^+}=5.2×10^{-6}$ mol/L,不能写成 $C_{H^+}=5.20×10^{-6}$ mol/L。

在计算中,为简便起见,可以在运算前先进行数字的修约,再进行计算。需要说明的是,在进行计算的中间过程中,可多保留一位有效数字运算,以消除在简化数字中累积的误差。

只有在涉及直接或间接测定的物理量时才考虑有效数字,而那些不测量的数值(如 $\sqrt{2}$、1/2 等)及理论计算出的数值(如 π、e 等)没有可疑数字,其有效数字位数可以认为是无限的,所以取用时可以根据需要保留。其他如相对原子质量、摩尔气体常数等基本数值,如果需要的有效数字少于公布的数值,可以根据需要保留数值。

(陆世惠)

第二章

药品研发训练一:药物的性质与鉴别实验

◆ 实验一 盐酸普鲁卡因溶液稳定性实验 ◆

【实验目的】

1. **掌握** 薄层板的制备、点样和展开剂的选择。
2. **熟悉** 用薄层层析检查药物中杂质的方法。
3. **了解** pH 变化对盐酸普鲁卡因溶液稳定性的影响。

【实验原理】

盐酸普鲁卡是临床上广泛使用的局部麻醉药,具有良好的局部麻醉作用,毒性低、无成瘾性,用于局部浸润麻醉、蛛网膜下腔阻滞、表面麻醉和局部封闭疗法。其化学名为2-(二乙氨基)乙基 4-氨基苯甲酸酯盐酸盐[2-(diethylamino)ethyl 4-aminobenzoate hydrochloride],分子式为 $C_{13}H_{21}ClN_2O_2$,相对分子质量为 272.13,结构式如下。

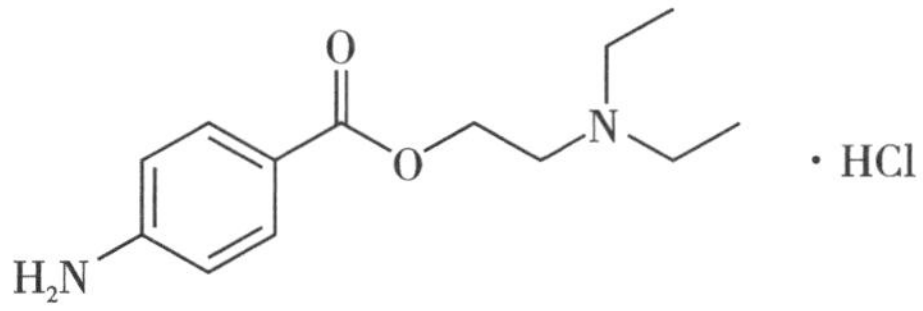

本品为白色结晶或结晶性粉末,无臭,味微苦;易溶于水(1:1),略溶于乙醇(1:30),微溶于三氯甲烷,几乎不溶于乙醚,熔点为 154~157 ℃。

盐酸普鲁卡因分子中含有酯基,水溶液不稳定,易水解,且水解速度随溶液碱性的增加而加快。具体反应式如下。

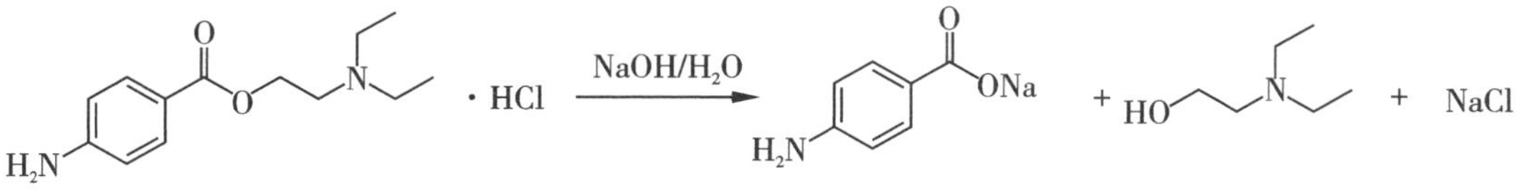

【主要仪器与试药】

1. **主要仪器**　层析槽、恒温水浴锅、电子天平、不同规格容量瓶等。
2. **试药**　本实验所用试药及用量见表2-1。

表2-1　本实验所用试药及用量

名称	规格或浓度	用量	物质的量/mmol
硅胶 G_{254} 粉	CP	2.5 g	—
羧甲基纤维素钠(CMC-Na)	0.5%（水溶液）	7.5 mL	—
对氨基苯甲酸	CP	100 mg	0.73
盐酸普鲁卡因	0.4%（水溶液）	100 mg	0.37
浓盐酸	CP	适量	—
氢氧化钠(NaOH)	CP	适量	—
对二甲氨基苯甲醛	CP	适量	—

注："—"表示该项无数据。

【操作步骤】

1. **薄层板的制备（湿法）**　取层析用硅胶 G_{254} 粉 2.5 g，加 0.5% CMC-Na 溶液 7.5 mL，于研钵中研磨成糊状，涂铺在平滑洁净玻璃板（5 cm×20 cm）上，阴干，形成稳固的薄层板，然后在 105 ℃ 加热活化 30 min，取出后放入密闭容器内备用。

2. **标准液的制备**

（1）0.2% 对氨基苯甲酸溶液的制备：用分析天平精密称取对氨基苯甲酸 100 mg，置于 50 mL 容量瓶中，加入少量 50% 乙醇溶解，再加 50% 乙醇定容，摇匀，取 1 mL 溶液置于 EP 管中，作为点样液 A。

（2）0.4% 盐酸普鲁卡因溶液的制备：用分析天平精密称取盐酸普鲁卡因 100 mg，置于 25 mL 容量瓶中，加少量蒸馏水溶解，并稀释至刻度，摇匀，取 1 mL 溶液置于 EP 管中，作为点样液 B。

3. **供试液的准备**

（1）酸催化水解：取 0.4% 盐酸普鲁卡因溶液 5 mL，置于试管中，用 0.1 mol/L 盐酸调至 pH 2~3，置沸水浴中加热 25 min，作为点样液 C。

（2）碱催化水解：取 0.4% 盐酸普鲁卡因溶液 5 mL，置于试管中，用 0.1 mol/L 氢氧化钠溶液调至 pH 9~10，置沸水浴中加热 25 min，作为点样液 D。

4. **点样**　在制好的薄层板下端距边缘 2.5 cm 处,分别用毛细管取点样液 A、B、C、D进行点样,两点间相距 1 cm 以上,点样与靠边一侧相距约 1 cm,依次点在起始线上。

5. **展开**　用丙酮与 1% 的盐酸($V_{丙酮}$：$V_{盐酸}$ = 9：1)混合液作为展开剂,取其一定量(量的多少可视薄层板的大小而定)置于密闭的层析槽中,待饱和半小时后,将已点样的薄层板放入,用倾斜上行法展开,待展开剂上升的位置与点样的位置相距一定距离处(一般为 10 ~ 15 cm)取出薄层板,用铅笔画出展开剂前沿,风干。

6. **显色**　用喷雾器喷射显色剂对二甲氨基苯甲醛试液[对二甲氨基苯甲醛 1 g,溶于 100 mL 30% 盐酸和甲醇混合液($V_{盐酸}$：$V_{甲醇}$ = 1：3)]进行喷雾显色,于展开后的薄层板上显色,或在紫外灯下观察展开的斑点,并用铅笔画出斑点的位置。

7. **计算**　测出点样液原点到展开剂前沿的距离与点样原点到上行斑点中心距离,计算 R_f,并与标准液 A 的 R_f 进行比较,做出结果的判断。

⚗ 注意事项

1. 层析玻璃板一定要平光和清洁,否则涂铺吸附剂后表面不平,既影响展开速度,又容易脱落。

2. 涂铺薄层板时,可将吸附剂倾于玻璃板中间,左右前后摇晃,使吸附剂铺满玻璃板,再用玻璃棒轻敲玻璃板边缘,使其分布均匀后放在水平台面上阴干备用。

3. 制备点样液 B 时,要时刻检测溶液的 pH,以防溶液酸性过强。

4. 层析槽内展开剂的液面一定要低于点样液原点的位置,否则会使点样液溶解于展开剂中。

✎ 习题

1. 哪些因素会影响盐酸普鲁卡因溶液的稳定性?

2. 用对二甲氨基苯甲醛显色的原理是什么? 写出其反应式。

3. 反应液 C 是什么物质? 如果溶液酸性过强,会生成什么产物?

（张妞妞）

◆　实验二　药物的水解变质实验　◆

【实验目的】

1. **掌握**　影响药物水解变质反应的外界因素;防止药物水解变质反应的常用方法。
2. **熟悉**　药物结构与水解变质反应的关系及原理。
3. **了解**　规范药品生成、储存和流通安全的重要性;药物制备、贮存中采取防止药物水解变质措施的重要性。

【实验原理】

部分药物在一定条件下会水解产生新的物质,导致变质失效。常见发生水解的药物有盐、酯、酰胺、酰脲、酰肼、苷、缩氨、含活泼卤素化合物等结构类型。如酯类药物盐酸普鲁卡因、硫酸阿托品等在水溶液中可被 H^+、OH^- 或广义酸碱催化加速水解;含不稳定的 β-内酰胺环的青霉素、头孢菌素等在 H^+ 或 OH^- 影响下,易水解失效。

1. 盐酸普鲁卡因在碱性条件下的水解反应　盐酸普鲁卡因(procaine hydrochloride)是一种局部麻醉药,能暂时阻断神经纤维的传导而具有麻醉作用,作用强,毒性低,且无成瘾性,但对皮肤、黏膜穿透力弱,不适用于表面麻醉,临床上主要用于浸润、脊椎及传导麻醉。盐酸普鲁卡因在常温下为白色细微针状结晶或结晶性粉末;无臭;味微苦而麻;易溶于水,溶于乙醇,微溶于氯仿,几乎不溶于乙醚。

盐酸普鲁卡因水溶液不稳定,易被水解,在一定温度下,水解反应速度随酸碱度的升高而加快。盐酸普鲁卡因发生水解反应时酯键断裂,生成一分子二乙胺基乙醇,其蒸气可使红色石蕊试纸变蓝。

2. 青霉素钠在酸性条件下的重排反应 青霉素钠(penicillin G sodium salt)是一种 β-内酰胺类抗生素,其作用机制为抑制细菌细胞壁合成,用于治疗敏感细菌所致各种感染,如脓肿、菌血症、肺炎、心内膜炎等。青霉素钠为白色结晶性粉末;无臭或微有特异性臭;极易溶于水,溶于乙醇,不溶于脂肪油或液体石蜡。有吸湿性,酸、碱、氧化剂、青霉素酶等均能使青霉素钠的 β-内酰胺环开环而失效。

青霉素钠在稀酸溶液中(pH=4),侧链上羰基氧原子上的孤对电子作为亲核试剂进攻 β-内酰胺环,生成中间体,再经重排生成青霉二酸白色沉淀。

3. 苯巴比妥钠在碱性条件下的水解反应 苯巴比妥钠(phenobarbital sodium)是一种巴比妥类的镇静剂及催眠药,用于治疗癫痫,对全身性及部分性发作均有效,也可用于治疗其他疾病引起的惊厥及麻醉前给药。苯巴比妥钠为白色结晶性颗粒或粉末;无臭,味苦;有引湿性。在水中极易溶解,在乙醇中溶解,在三氯甲烷或乙醚中几乎不溶。

苯巴比妥钠分子中有酰胺结构,易发生水解。在碱性条件下,苯巴比妥钠水解生成苯基乙基丙酰脲,继而进一步脱羧分解为苯基丁酰脲沉淀,继而进一步分解并放出氨气,使润湿的红色石蕊试纸变蓝。

4. 尼可刹米在碱性条件下的水解反应 尼可刹米(nikethamide)又称为烟酰二乙胺,是临床上常用的一种呼吸兴奋药,适应证为中枢性呼吸抑制及各种原因引起的呼吸抑制。尼可刹米为无色、微黏稠、油状液体或结晶固体;有轻微的臭味,味苦;有引湿性。能与水混溶,易溶于乙醇、乙醚、丙酮或氯仿。

尼可刹米在碱性条件下,酰胺键断裂,生成二乙胺和烟酸钠。二乙胺易挥发,具有氨臭,能使润湿的红色石蕊试纸变蓝。

【主要仪器与试药】

1. **主要仪器** 具塞试管、水浴锅、胶头滴管、量筒、锥形瓶、移液管等。

2. **试药** 盐酸普鲁卡因、青霉素钠、苯巴比妥钠、尼可刹米、氢氧化钠、盐酸、石蕊试纸等。

【操作步骤】

1. **盐酸普鲁卡因的水解实验**

（1）取盐酸普鲁卡因约 0.2 g 放入试管中，加水 5 mL 振摇溶解，将一条湿的红色石蕊试纸覆盖在试管口处，于沸水浴中加热 10 min，观察石蕊试纸颜色的变化，并用手在试管口轻轻扇动，闻气体的气味。

（2）取盐酸普鲁卡因约 0.2 g 放入试管中，加水 5 mL 振摇溶解，然后滴加 10% 氢氧化钠溶液 1 mL，将一条湿的红色石蕊试纸覆盖在试管口处，于沸水浴中加热 10 min，观察石蕊试纸颜色的变化，并用手在试管口轻轻扇动，闻气体的气味。

2. **青霉素钠的水解实验**

（1）取青霉素钠约 0.1 g 放入试管中，加水 5 mL 振摇溶解，观察溶液是否澄清透明，继续放置 2 h，观察溶液有何变化。

（2）取青霉素钠约 0.1 g 放入试管中，加水 5 mL 振摇溶解，再加入稀盐酸 2 滴，摇匀，观察有何现象发生。

3. **苯巴比妥钠的水解实验**

（1）取苯巴比妥钠约 0.1 g 放入试管中，加水 5 mL 振摇溶解，观察是否浑浊，继续放置 2 h，观察溶液有何变化。

（2）取苯巴比妥钠约 0.1 g 放入试管中，加 10% 氢氧化钠溶液 5 mL 振摇溶解，将一条湿的红色石蕊试纸覆盖在试管口处，于沸水浴中加热 0.5 min，观察红色石蕊试纸颜色的变化，并用手在试管口轻轻扇动，闻气体的气味。

4. **尼可刹米的水解实验**

（1）取尼可刹米（20% 水溶液）20 滴，加水 5 mL 振摇稀释，将一条湿的红色石蕊试纸覆盖在试管口处，于沸水浴中加热，观察石蕊试纸颜色的变化，用手在试管口轻轻扇动，闻气体的气味。

（2）取尼可刹米（20%水溶液）20 滴，加 10% 氢氧化钠溶液 5 mL 振摇稀释，将一条湿的红色石蕊试纸覆盖在试管口处，于沸水浴中加热，观察石蕊试纸颜色的变化，并用一只手在试管口轻轻扇动，闻气体气味。

🧪 注意事项

1. 在盐酸普鲁卡因的水解实验中，加入 10% 氢氧化钠溶液后有白色沉淀产生，此为游离的普鲁卡因。

2. 在盐酸普鲁卡因、苯巴比妥钠的水解实验中，加热要缓慢进行，以免产生碱性气体过快，来不及与石蕊试纸反应。

3. 盐酸普鲁卡因干燥品稳定，其水溶液随温度升高、酸碱度增大而水解加快。青霉素钠干燥品稳定，水溶液室温久置即水解，不耐酸、碱。尼可刹米干燥品和水溶液均稳定，但不耐强碱。

4. 加热时，注意试管口不要对着他人；闻气味时不可直接对着试管。

✏️ 习题

1. 根据青霉素钠的结构特点，怎样进行结构修饰才能防止其水解？
2. 石蕊试纸 pH 变色范围是多少？
3. 药物水解变质与哪些因素有关？可采取哪些措施来防止药物水解变质？
4. 药物的水解变质与药物的结构有关，哪些结构类型的药物容易发生水解变质？

（蒋旭东　苏跃林）

◆ 实验三　药物的氧化变质实验 ◆

【实验目的】

1. **掌握** 不同结构的药物发生氧化反应的原理。

2. **认识** 规范药品生成、储存和流通安全的重要性，树立求真务实的科学精神；药物制备、贮存中采取防止药物氧化变质措施的重要性。

3. **了解** 外界因素对药物氧化变质的影响。

【实验原理】

有些药物具有还原性,药物固体或其水溶液暴露于日光、受热或遇空气中的氧时能被氧化而变质,其颜色随放置时间延长而加深。微量重金属离子的存在可催化氧化反应。加入少量抗氧剂、金属络合剂,可消除氧化反应或减慢反应速率。

1. **对氨基水杨酸钠** 对氨基水杨酸钠(sodium aminosalicylate)是对氨基苯甲酸的同类物,通过对叶酸合成的竞争抑制作用来抑制结核分枝杆菌的生长繁殖,用于治疗各种结核病,尤适用于肠结核、骨结核及渗出性肺结核的治疗。对氨基水杨酸钠的结构式如下。

对氨基水杨酸钠为白色或银灰色结晶性粉末,分子式为 $C_7H_6NNaO_3$,化学名为4-氨基-2-羟基苯甲酸钠盐,易溶于水,略溶于乙醇,几乎不溶于苯、氯仿、乙醚。

对氨基水杨酸钠溶液很不稳定,易被氧化,遇光、热颜色逐渐变深。铜离子的存在可加速其氧化。如有抗氧剂或金属络合剂存在,可有效地防止其氧化。

对氨基水杨酸钠氧化变质反应如下。

2. **维生素C** 维生素C(vitamin C)是一种多羟基化合物。维生素C是身体中必不可少的维生素之一,能促进抗体、四氢叶酸的形成及铁的吸收,维持疏基酶的活性;同时维生素C还具备抗氧化、抗自由基的功能,抑制酪氨酸酶的形成,从而达到美白、淡斑的功效。维生素C结构类似葡萄糖,其分子中第2、第3位上两个相邻的烯醇式羟基极易解离而释出 H^+,具有酸的性质,故维生素C又称为抗坏血酸。维生素C具有很强的还原性,很容易被氧化成脱氢维生素C,但其反应是可逆的,并且抗坏血酸和脱氢抗坏血酸具有同样的生理功能,但脱氢抗坏血酸若进一步水解,生成2,3-二酮-*L*-古洛糖酸,则反应不可逆而完全失去生理功能。维生素C的结构式(立体结构)如下。

维生素 C 为白色结晶或结晶性粉末,无臭,味酸,久置色渐变微黄。分子式为 $C_6H_8O_6$,化学名为 L-(+)-苏型-2,3,4,5,6-五羟基-2-己烯酸-4-内酯,熔点为 190～192 ℃,在水中易溶,呈酸性,在乙醇中略溶,在三氯甲烷或乙醚中不溶。

维生素 C 分子中含有连二烯醇结构,具有很强的还原性,在水溶液中易被空气中的氧气氧化,另外也可被硝酸银、碱性酒石酸铜、三氯化铁、碘及 2,6-二氯靛酚氧化,生成去氢维生素 C(黄色)。由于分子中的共轭体系被破坏,去氢维生素 C 比维生素 C 更易水解,生成 2,3-二酮-L-古洛糖酸,并可进一步氧化为苏阿糖酸和草酸而失去活性。维生素 C 在空气中的氧化速度由 pH 和氧气浓度决定,重金属离子等可催化上述反应。

维生素 C 的氧化变质反应如下。

3. 肾上腺素 肾上腺素(adrenaline)是由人体分泌出的一种激素。肾上腺素会使心肌收缩力上升,使心脏、肝和筋骨的血管扩张,皮肤、黏膜的血管收缩,是拯救濒死的人或动物的必备品。其生物合成主要是在肾上腺髓质铬细胞中首先形成去甲肾上腺素,然后进一步经苯乙胺-N-甲基转移酶的作用,去甲肾上腺素甲基化形成肾上腺素。肾上腺素的结构式(立体结构)如下。

肾上腺素为白色或类白色结晶性粉末;无臭,味苦。分子式为 $C_9H_{13}O_3N$,化学名为 (R)-4-[2-(甲氨基)-1-羟基乙基]-1,2-苯二酚,熔点为 206～212 ℃,熔融时同时分解,与空气接触或受日光照射，易氧化变质；在中性或碱性水溶液中不稳定；饱和水溶液显弱碱性反应。

肾上腺素类药物因含有邻苯二酚结构，具有较强的还原性。肾上腺素在酸性介质中相对较稳定，在中性或碱性溶液中不稳定，容易氧化变质。某些弱氧化剂（二氧化锰、升汞、过氧化氢、碘等）或空气中的氧均能使其氧化，生成肾上腺素红而呈红色，并可进一步聚合生成棕色多聚物。

肾上腺素的氧化变质反应如下。

4. 盐酸氯丙嗪 盐酸氯丙嗪（chlorpromazine hydrochloride）是吩噻嗪类代表药物，为中枢多巴胺受体的拮抗剂，具有多种药理活性。主要用于治疗精神分裂症、躁狂症或其他精神病性障碍，以及各种原因所致的呕吐或顽固性呃逆等。盐酸氯丙嗪的结构式如下。

盐酸氯丙嗪为白色至灰白色结晶性粉末，分子式为 $C_{17}H_{19}ClN_2S$，化学名为 N,N-二甲基-2-氯-10H-吩噻嗪-10-丙胺盐酸盐，熔点为 192～196 ℃。极易溶于水，易溶于乙醇。暴露在空气和光中会分解。

盐酸氯丙嗪结构中的吩噻嗪环易氧化，在空气或日光中放置可氧化成红色的醌型化合物。为防止其变质变色，通常向盐酸氯丙嗪注射液中加入连二亚硫酸钠、亚硫酸氢钠或维生素 C 等抗氧剂。部分病人用药后，在强烈日光照射下发生严重的光敏反应。

氯丙嗪的氧化变质反应如下。

【主要仪器与试药】

1. **主要仪器** 具塞试管、电炉、水浴锅、日光灯、胶头滴管、锥形瓶、移液管、秒表等。

2. **试药** 对氨基水杨酸钠、维生素 C、肾上腺素、盐酸氯丙嗪、2% 亚硫酸钠溶液、3% 过氧化氢溶液、1% 硫酸铜溶液、0.05 mol/L 乙二胺四乙酸（EDTA）溶液、10% 氢氧化钠溶液等。

【操作步骤】

1. **样品溶液的配制** 将 0.5 g 对氨基水杨酸钠、0.25 g 维生素 C、0.5 g 肾上腺素、50 mg 盐酸氯丙嗪，分别置于 50 mL 锥形瓶中，各加蒸馏水 30 mL，振摇使溶解。分别用移液管将上述 4 种样品各量取 5 mL 置于具塞试管中，每种样品分别量取 5 份，试管加塞并写上编号（1~5 号）。

2. **氧气与光照的影响** 将上述 4 种样品的 1 号管，同时拔去试管的塞子，暴露在空气中，同时放置于日光的直接照射下，观察并记录各样品的颜色变化。

3. **过氧化氢与温度的影响** 向上述 4 种样品的 2 号管，分别加入 3% 过氧化氢溶液 1 mL，同时放入沸水浴中加热，观察并记录各样品在 5、20、60 min 时的颜色变化。

4. **亚硫酸钠的保护作用** 向上述 4 种样品的 3 号管，分别加入 2% 亚硫酸钠溶液 2 mL，再分别加入 3% 过氧化氢溶液 1 mL，同时放入沸水浴中加热，观察并记录各样品在 5、20、60 min 时的颜色变化。

5. **硫酸铜的影响** 向上述 4 种样品的 4 号管，分别加入 1% 硫酸铜溶液 2 滴，观察并记录各样品的颜色变化。

6. **EDTA 的保护作用** 向上述 4 种样品的 5 号管，分别加入 0.05 mol/L EDTA 溶液 2 mL，再分别加入硫酸铜溶液 2 滴，观察并记录各样品的颜色变化。

⚗ 注意事项

1. 实验中 4 种样品加入的试剂相同，但反应条件不同，也会影响结果，故实验中样品用量、时间、温度、空气、光线等条件均应一致。需要用秒表详细记录实验时间。实验中要注意观察、对比。

2. 加热时，注意试管口不要对着他人。

✎ 习题

1. 下列溶液应如何配制？

100 mL 3% 过氧化氢溶液，200 mL 2% 亚硫酸钠溶液，20 mL 1% 硫酸铜溶液，200 mL

0.05 mol/L EDTA 溶液。

2. 本实验中的氧化剂、抗氧剂、金属离子络合剂分别是什么？

3. 药物氧化变色与哪些因素有关？可采取哪些措施来防止药物氧化？

4. 药物的氧化变质与药物的结构有关，哪些结构类型的药物容易发生氧化变质？

（陈爱羽）

◆ 实验四 解热镇痛药的定性鉴别 ◆

【实验目的】

1. **掌握** 常用解热镇痛药的主要性质。

2. **熟悉** 酚类药物的三氯化铁显色反应原理和芳香第一胺类药物的重氮化-偶合反应原理。

3. **了解** 药物定性鉴别的操作方法和注意事项。

【实验原理】

解热镇痛药(antipyretic analgesics)是指既能使发热病人的体温降至正常，又能缓解中等程度疼痛的一类药物。其中多数药物兼有抗炎和抗风湿作用。此类药按结构类型主要分为3小类：①水杨酸类，如阿司匹林；②苯胺类，如对乙酰氨基酚；③吡唑酮类，如安乃近。

1. 阿司匹林

(1) 水解反应：阿司匹林(aspirin)结构中含有酯键，在碳酸钠试液或氢氧化钠试液中易发生水解反应，生成水杨酸钠和乙酸钠，加热时水解速度加快，用稀硫酸酸化后析出水杨酸白色沉淀，并有乙酸气味。

(2) 潜在酚羟基的反应：阿司匹林结构中无游离的酚羟基，其水溶液在常温下不与三氯化铁反应显色，但水解后生成的水杨酸具有酚羟基，遇三氯化铁显紫堇色。

2. 对乙酰氨基酚

(1) 三氯化铁反应：对乙酰氨基酚(paracetamol)结构中含有酚羟基，遇三氯化铁试液显蓝紫色。

(2) 潜在芳香第一胺的反应：对乙酰氨基酚结构中含潜在芳香第一胺(酰胺键)，在酸性条件下能水解产生对氨基苯酚，后者具有芳伯氨基，可在酸性条件下与亚硝酸钠生成重氮盐，再与碱性 β-萘酚生成红色的偶氮化合物沉淀。

$$HO\text{—}C_6H_4\text{—}NHCOCH_3 \xrightarrow[\text{H}_2\text{O}]{\text{H}^+/\text{OH}^-} HO\text{—}C_6H_4\text{—}NH_2 \xrightarrow[\text{HCl}]{\text{NaNO}_2}$$

$$HO\text{—}C_6H_4\text{—}\overset{+}{N}\text{≡}N\cdot\bar{C}l \xrightarrow[\text{NaOH}]{} HO\text{—}C_6H_4\text{—}N\text{=}N\text{—naphthol-OH}$$

3. 安乃近

(1)显色反应:在安乃近(metamizole sodium)的盐酸溶液中,加入次氯酸钠试液,产生瞬即消失的蓝色,加热煮沸后变为黄色。

(2)水解反应:本品与稀盐酸共热煮沸后,分解产生具有特臭味的甲醛和二氧化硫。

【主要仪器与试药】

1. **主要仪器**　试管、5 mL 量筒、漏斗、滤纸、小烧杯、水浴锅。

2. **试药**　阿司匹林、对乙酰氨基酚、安乃近、碳酸钠试液、稀硫酸、三氯化铁试液、稀盐酸、0.1 mol/L 亚硝酸钠、碱性 β-萘酚试液、次氯酸钠试液。

【操作步骤】

1. 阿司匹林

(1)取本品约 0.5 g,加碳酸钠试液 5 mL,煮沸 2 min,放冷,加过量的稀硫酸,立即析出白色沉淀,并产生乙酸的臭气。

(2)取本品约 0.1 g,加水 5 mL,加三氯化铁试液 3 滴,不显紫堇色;将溶液煮沸,放冷,再加三氯化铁试液 1 滴,溶液显紫堇色。

2. 对乙酰氨基酚

(1)取本品约 0.1 g,加稀盐酸 5 mL,置水浴上加热 40 min,放冷,取溶液 1 mL,滴加亚硝酸钠试液 5 滴,摇匀,加水 3 mL 稀释,加碱性 β-萘酚试液 2 mL,振摇,溶液产生红色沉淀。

(2)取本品约 20 mg,加水 3 mL,滴加三氯化铁试液 2 滴,溶液显蓝紫色。

3. 安乃近

(1)取本品约 20 mg,加稀盐酸 3 mL 溶解后,加次氯酸钠试液 3 滴,产生瞬即消失的蓝色,加热煮沸变成黄色。

(2)取本品约 0.2 g,加稀盐酸 5 mL 溶解后,加热,即产生二氧化硫的臭气,然后产生甲醛的臭气。

⚗ 注意事项

1. 若供试品为片剂,需要将片剂研细,取粉末适量,用乙醇提取,滤过,取滤液或挥干后的乙醇残渣进行实验。若供试品为溶液,则直接取样适量进行实验。

2. 实验中各药物进行加热时,不能将试管进行直火加热,以防药物受热不均,导致局部温度过高而炭化,使实验结果不准确。

3. 对乙酰氨基酚与铁器接触容易氧化变色,在实验中要注意避免接触铁器。

4. 在对乙酰氨基酚的水解和重氮化-偶合反应中,应将对乙酰氨基酚水解完全,再进行重氮化-偶合反应。为避免亚硝酸钠和重氮盐分解,实验应在低温条件下进行,且加入的稀盐酸要过量,一般为取药量的 3 倍左右。

✎ 习题

1. 用化学方法鉴别阿司匹林与对乙酰氨基酚。

2. 对乙酰氨基酚含有潜在芳香第一胺,水解后在(　　　)性溶液中,与(　　　)作用,生成的重氮盐在(　　　)性条件下,与(　　　)反应,生成红色偶氮化合物沉淀,可作为该药物的鉴别反应。

（黄初冬）

◆　实验五　磺胺类药物的定性鉴别　◆

【实验目的】

1. **掌握**　磺胺类药物(磺胺嘧啶、磺胺甲噁唑、磺胺醋酰钠)的主要理化性质。

2. **熟悉**　应用磺胺类药物的理化性质进行定性鉴别的反应原理、实验方法与基本操作。

【实验原理】

磺胺类药物基本结构如下。

1. 重氮化-偶合反应 磺胺类药物具有芳伯氨基,可发生重氮化-偶合反应。在酸性条件下,与亚硝酸钠进行重氮化反应生成重氮盐,重氮盐在碱性条件下与 β-萘酚生成橙红色的偶氮化合物沉淀。

2. 铜盐反应 磺胺类药物具有磺酰氨基,与氢氧化钠生成钠盐后可被金属离子(如 Cu^{2+})取代,生成不同颜色的铜盐沉淀,可用于鉴别。例如,磺胺嘧啶呈黄绿色→紫色沉淀;磺胺甲噁唑呈草绿色沉淀;磺胺醋酰钠呈蓝绿色沉淀。

【主要仪器与试药】

1. 主要仪器 试管、5 mL 量筒、漏斗、滤纸、小烧杯。

2. 试药 磺胺嘧啶(SD)、磺胺甲噁唑(SMZ)、磺胺醋酰钠(SA-Na)、稀盐酸、0.1 mol/L 亚硝酸钠、碱性 β-萘酚试液、0.4% 氢氧化钠、硫酸铜试液、2.5% 碘酊。

【操作步骤】

1. 重氮化-偶合反应 取 3 支试管,分别加药品(SD、SMZ、SA-Na)约 50 mg,于每支试管中加稀盐酸 1 mL,振摇使溶解,然后加 0.1 mol/L 亚硝酸钠试液 1 mL,充分振摇,再加碱性 β-萘酚试液 3~5 滴,即产生橙红色沉淀。

2. 与铜盐反应 取 3 支试管,分别加药品(SD、SMZ、SA-Na)约 0.1 g,加水 3 mL,摇

匀后,逐滴滴加0.4%氢氧化钠溶液3 mL至部分溶解(勿过量),滤过,取滤液,加硫酸铜试剂1滴,即生成不同颜色的铜盐沉淀。

3. 与生物碱沉淀试剂反应　取SD约0.1 g,加稀盐酸溶解,再加2.5%碘酊4~5滴,即产生棕褐色沉淀。

注意事项

1. 若供试品为片剂,需要将片剂研细,取粉末适量,加水,充分振摇溶解,滤过,取滤液进行实验。若供试品为溶液,则直接取样适量进行实验。

2. SMZ、SD与硫酸铜试液的反应要严格按要求加入碱量,使药品部分溶解,溶解不完应过滤,取适量滤液进行鉴别实验。不能加入过量氢氧化钠溶液,以免形成氢氧化铜干扰实验。若SA-Na药物本身是钠盐,则不能再加入氢氧化钠溶液。

✎ 习题

1. 用化学方法鉴别SMZ与SD。

2. 磺胺类药物具有芳香第一胺结构,在(　　　　)性溶液中,与(　　　　)作用,生成的重氮盐在(　　　　)性条件下,与(　　　　)反应,生成橙红色偶氮化合物,可作本类药物的鉴别反应。

(黄初冬)

◆ 实验六　水溶性维生素的定性鉴别 ◆

【实验目的】

1. **掌握**　维生素B_1、维生素B_2、维生素C的鉴定方法及原理。

2. **了解**　维生素B_1、维生素B_2、维生素C的性质。

【实验原理】

1. **维生素B_1**　维生素B_1(vitamin B_1)属于水溶性维生素,因其含有硫和氨基,又称为硫胺素(thiamine)。维生素B_1在植物性食物中分布极广,谷类种子表皮中含量更丰富,麦麸、米糠和酵母均是维生素B_1的良好来源。维生素B_1常以其盐酸盐的形式出现,化学名为氯化 3-[(4-氨基-2-甲基-5-嘧啶基) 甲基] -5-(2-羟基乙基) -4-甲基噻唑鎓盐酸盐,分子式为 $C_{12}H_{17}ClN_4OS \cdot HCl$,相对分子质量为 337.29,又称为盐酸硫胺。本品为白色结晶性粉末,有微弱特臭,味苦,有潮解性,熔点为 248 ℃,易溶于水,微溶于乙醇,不溶于醚和苯。其在中性、碱性条件下不稳定,易分解,在酸性条件下稳定,即使在加热酸性条件下也稳定。维生素 B_1 盐酸盐的结构式如下。

维生素 B_1 的定性鉴别方法主要有 2 个。

(1)与重氮苯磺酸反应:在碳酸氢钠存在的碱性条件下,维生素 B_1 可与重氮苯磺酸作用产生红色,加入少量甲醛,可使红色稳定。本反应不灵敏,特异性低,但操作简单、迅速。

(2)荧光反应:维生素 B_1 在碱性铁氰化钾溶液中被氧化生成有蓝色荧光的物质硫色素,溶于异丁醇中的硫色素显示深蓝色的荧光,在紫外灯下更显著。此反应灵敏,特异性高,可以测出 0.01 μg 维生素 B_1,也可用于定量测定。反应如下。

2. 维生素 B_2 维生素 B_2(vitamin B_2)又称为核黄素(riboflavine),也属于水溶性维生素,为体内黄酶类辅基的组成部分,如果缺乏就会影响机体的生物氧化,使代谢发生障碍。其病变多表现为口、眼和外生殖器部位的炎症,如口角炎、唇炎、舌炎、结膜炎、阴囊炎等,故本品可用于上述疾病的防治。

维生素 B_2 分子式为 $C_{17}H_{20}N_4O_6$,相对分子质量为 376.37,熔点为 290 ℃。维生素 B_2 在乙醇中性溶液和水溶液中呈黄色,在中性或酸性溶液中经光照射可产生黄绿色荧光,在稀溶液中荧光的强度与其浓度成正比。

维生素 B_2 能被亚硫酸盐还原呈无色的二氢化物,失去荧光,但此氢化物在空气中易被重新氧化,恢复荧光。反应如下。

3. 维生素 C 维生素 C(vitamin C)又称抗坏血酸。一般动物都可以利用体内葡萄糖代谢途径来合成维生素 C,但人类、猿猴、天竺鼠及一些鸟类、鱼类无法自行合成维生素 C,需要通过食物来供应身体所需。因此,维生素 C 是一种必需的维生素。

维生素 C 分子式为 $C_6H_8O_6$,相对分子质量为 176.13。维生素 C 极易受到热、光和氧气的破坏。本品为白色结晶或结晶性粉末;无臭,味酸;久置渐变微黄;水溶液显酸性反应。易溶于水,微溶于乙醇,不溶于氯仿、乙醚。熔点为 190 ~ 192 ℃,熔融时同时分解。维生素 C 的结构式如下。

维生素 C 与硝酸银反应的原理:维生素 C 与硝酸银发生氧化还原反应,产生黑色金属银沉淀。

维生素 C 与 2,6-二氯靛酚反应的原理:2,6-二氯靛酚是一种染料,其氧化型在酸性介质中呈玫瑰红色,在碱性介质中显蓝色,与维生素 C 反应后生成无色的还原型酚亚胺。

【主要仪器与试药】

1. **主要仪器** 试管及试管架、漏斗、量筒、吸量管、台秤、紫外灯。

2. **试药** 本实验所用试药及用量见表2-2。

表2-2 本实验所用试药及用量

名称	规格或浓度	用量	物质的量/mol
氢氧化钠	CP	20.0 g	0.5
蒸馏水	CP	1 000 mL	—
碳酸氢钠	CP	28.8 g	0.343
对氨基苯磺酸	CP	1.0 g	0.006
浓盐酸	CP	15 mL	—
亚硝酸钠	CP	0.5 g	0.007
米糠	—	1.0 g	—
硫酸	0.1 mol/L	5 mL	—
铁氰化钾溶液	1%	2 mL	—
氢氧化钠溶液	30%	1 mL	—
异丁醇	CP	2 mL	—
维生素 B_2 溶液	30 μg/mL	2 mL	—
亚硫酸氢钠溶液	2.5%	适量	—
维生素 C	CP	0.4 g	0.002
硝酸银试液	—	0.5 mL	—
二氯靛酚钠试液	—	适量	—

注："—"表示该项目无数据。

【操作步骤】

1. 维生素 B_1 的鉴定

（1）与重氮苯磺酸反应：取氢氧化钠20 g溶于600 mL蒸馏水中，加碳酸氢钠28.8 g，混匀后，用水稀释至1 000 mL，得到碳酸氢钠碱性溶液。

将对氨基苯磺酸1 g溶解于15 mL浓盐酸中，然后加水稀释至100 mL，得到溶液A。将亚硝酸钠0.5 g溶解于水中，稀释至100 mL，得到溶液B（现用现配）。将3 mL溶液B加到100 mL溶液A中，混匀即得重氮试剂，在冰浴中保存，至少15 min后方可使用（此溶液存放时间不能超过 24 h）。

取 1.0 g 米糠倒入 1 支试管中，加入 5 mL 0.1 mol/L 硫酸，用力振荡 15 min 提取维生素 B_1。静置 10 min 后，滤过。取滤液 1 mL，加入 1.5 mL 碱性碳酸氢钠溶液和 1 mL 重氮试剂。摇匀后在 10 min 内观察深红色的出现。

（2）荧光反应：取 0.2% 维生素 B_1 溶液 1 ~ 2 mL，加入 1% 铁氰化钾溶液 2 mL 及 30% 氢氧化钠溶液 1 mL。充分混匀后再加入 2 mL 异丁醇，充分振荡。待两液相分开后，观察上层异丁醇溶液中的蓝色荧光。

2. **维生素 B_2 的鉴定**　取 2 支试管，各加入维生素 B_2 溶液 1 mL，观察其黄绿色荧光。在一管中加入 5 ~ 10 滴 2.5% 亚硫酸氢钠溶液，比较两管荧光。充分摇匀后，再比较两管荧光，最好在紫外光下观察。

3. **维生素 C 的鉴定**

（1）方法 1：取维生素 C 0.2 g，加水 10 mL 溶解，取溶液 5 mL，加硝酸银试液 0.5 mL，即生成金属银的黑色沉淀。

（2）方法 2：取维生素 C 0.2 g，加水 10 mL 溶解，取溶液 5 mL，加二氯靛酚钠试液 1 ~ 2 滴，试液的颜色即消失。

🧪 注意事项

1. 维生素 B_1 与铁氰化钾等溶液混合后所呈现的蓝色荧光应至少保持 15 s，否则应再滴加铁氰化钾 1 ~ 2 滴。因样品中含有还原性物质，铁氰化钾用量不够时，维生素 B_1 氧化不完全，但过多的铁氰化钾又会破坏维生素 B_1，其用量应恰当。

2. 维生素 C 具有强还原性，易被空气中的氧气氧化，应尽量加快实验操作速度。

3. 实验前清洗试管，保证实验不被其他试剂影响。

✏️ 习题

1. 维生素 B_1 的荧光反应为什么要在碱性条件下进行？

2. 在实验中将维生素 B_2 还原成无色的二氢化物，还可以使用什么试剂？

3. 维生素 C 的定性鉴别方法还有哪些？

（韦　伟）

◆ 实验七　化学绘图软件的使用 ◆

【实验目的】

1. **掌握**　ChemDraw 软件基本操作技能。
2. **了解**　通过使用 ChemDraw 软件，了解化合物的理化性质、光谱等信息。

【实验原理】

ChemDraw 软件是目前公认最受欢迎的化学绘图软件。它是美国剑桥公司开发的 ChemOffice 系列软件重要的一员，是化学、生命科学、药学、医学等领域学者的必备工具。该软件集强大的应用功能于一身，可以绘制和编辑与化学有关的绝大部分图形，例如，建立和编辑各类分子式、结构式、化学反应式、立体图形、对称图形、分子轨道、反应装置图等，并能够对图形进行翻转、旋转、缩放、存储、复制、粘贴等多种操作。使用 ChemDraw 软件绘制的图形可以复制到 Word、幻灯片（PPT）等软件中使用。该软件还可以生成分子模型，建立和管理化学信息库。另外，也可以直接将化合物的化学名称转换成结构式，省去绘图麻烦；也可对化合物进行系统命名法命名。利用该软件，可以获得化合物分子式、精确分子量、平均分子量、质谱分析、元素分析等结果，还可以预测化合物的 ^{1}H 核磁共振（^{1}H-NMR）和 ^{13}C 核磁共振（^{13}C-NMR）数据。

【主要仪器与软件】

电脑、ChemDraw 软件。

【操作步骤】

本实验主要以实际例子对有机化合物结构式、化学反应式和实验装置图进行绘制，以及通过该软件给出有机化合物的理化性质、光谱等信息。

1. **结构式的绘制**　绘制苯甲酸的结构式，步骤如下。

（1）鼠标左键点击左侧主板工具栏中" ⬡ "，在窗口适当位置按鼠标左键即可绘制出一个苯环。旋转鼠标还可以对苯环方向进行调整。

（2）鼠标左键点击主板工具栏中" ╲ "，将鼠标移至苯环上箭头所指之处" ⬡↗ "，按左键即可在苯环上绘制出单键。按照该方法绘制出另外的单键，如" ⬡ᐟ "。

（3）鼠标左键点击主板工具栏中"＼"不放，移至下拉工具栏中选择"＼"，绘制出双键，如"⌕"。另一种绘制双键方法是在同一位置重复绘制两次单键。

（4）鼠标左键点击主板工具栏中"A"，将鼠标移至箭头所指之处并用左键点击"⌕"，输入"O"，按回车键。用同样方法在其他需要输入地方，输入相应的基团，即可得到苯甲酸结构式"⌕OH"。

（5）在绘制结构式过程中，如结构式画错，可使用橡皮擦功能。即鼠标左键点击主板工具栏中"▱"不放，在需要更改区域来回拖动鼠标，可以将画错部分删除。

（6）在使用 ChemDraw 软件绘图时，如果需要改变字体格式和大小，鼠标左键点击主板工具栏中"A"，再选择需要更改的文字，在 Arial｜12 处更改。

（7）如果需要将绘制好的结构式复制到 Word 或 PPT 中，用鼠标左键点击主板工具栏中"▯"，把需要的结构式框选，点击鼠标右键，选择"Copy"，在 Word 或 PPT 中粘贴即可。

ChemDraw 工作界面及结构式和反应式的绘制见图 2-1。

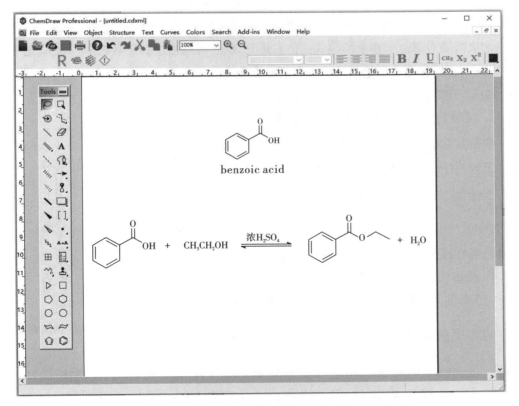

图 2-1　ChemDraw 工作界面及结构式和反应式的绘制

绘制完结构式后，如果需要对结构式进行命名，可以在"Structure"菜单中利用"Convert Structure to Name"命令对已选中的结构式进行系统命名法命名；另外，从化合物的化学名称也可以直接绘出相应的结构式，通过"Structure"菜单栏中的"Convert Name to Structure"子菜单，输入化合物英文名称，然后单击"OK"键，系统便自动检索数据库后给出正确的结构式。此外，利用 ChemDraw 软件绘制图形和反应式，可以直接保存为 20 多种格式。

2. 化学反应式的绘制　苯甲酸乙酯的合成反应式如下。

$$\text{C}_6\text{H}_5\text{COOH} + \text{CH}_3\text{CH}_2\text{OH} \underset{}{\overset{\text{浓H}_2\text{SO}_4}{\rightleftharpoons}} \text{C}_6\text{H}_5\text{COOC}_2\text{H}_5 + \text{H}_2\text{O}$$

通过苯甲酸结构式的绘制，我们已经掌握了绘制结构式的一般方法。苯甲酸乙酯的合成反应的反应物、产物都是按照该方法进行绘制。绘制反应式时，仅多出了反应条件部分（即箭头部分），具体绘制步骤如下。

（1）鼠标左键点击主板工具栏中" ⟶ "不放，移至下拉工具栏中选择" ⇌ "绘制出恰当大小的可逆箭头。

（2）鼠标左键点击主板工具栏中" A "，再点击箭头上方需要键入文字的区域，输入"浓 H_2SO_4"，需要注意输入中文时，应变更为中文字体。

如果需要对部分或整个反应式的位置进行调整，可点击主板工具栏中" ⬚↖ "，选中要调整部分，使用鼠标或者键盘的上下左右键调整至最佳位置。或者使用"Object"菜单中的"Align"子菜单把结构式水平或者垂直分布。

3. 实验装置图的绘制　绘制回流装置，见图2-2。

绘制实验装置，鼠标左键点击主板工具栏中" ⬛ "不放，移至下拉工具栏中选择"Clipware，part 1"或"Clipware，part 2"中的仪器进行绘制。点击"Clipware，part 1"工具版中" ⬭ "，再点击"Clipware，part 2"工具版中" ▮ "，点击工具栏中" ⬚↖ "选取仪器，用鼠标或者键盘的上下左右键调整至最佳位置。

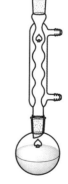

图2-2　回流装置

4. 给出化合物的理化性质、光谱等信息

（1）查看化合物的理化性质：以苯甲酸为例。首先选中已经画好的苯甲酸的结构式 $\text{C}_6\text{H}_5\text{COOH}$ ，然后在"View"菜单中找到

"Show Chemical Properties Window"命令，该命令执行后，化合物的化学性质窗口自动弹出。给出熔点、沸点、燃点、Log P 等信息（图2-3 左边"Chemical Properties"窗口）。

类似地，选中已经画好的苯甲酸的化学结构图，点击"View"菜单，找到"Show Analysis Window"显示分析窗口，里面会给出化合物分子式、精确分子量、平均分子量、质谱分析、元素分析等结果（图2-3右侧"Analysis"窗口）。

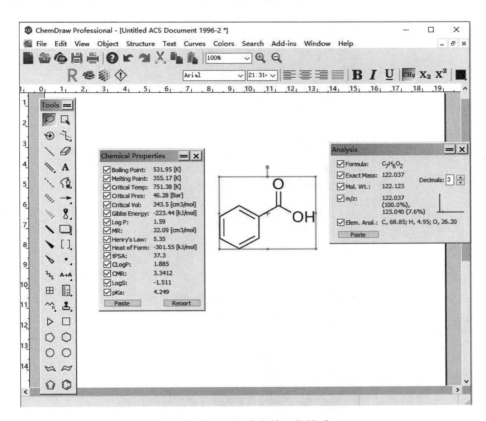

图2-3 查看化合物的理化性质

（2）预测核磁共振（NMR）数据：以苯甲酸为例。选中苯甲酸的化学结构，然后在"Structure"菜单中找到并点击"Predict ¹H-NMR Shifts"。执行该命令后，该化合物的¹H-NMR预测数据便会自动标在相应的原子上（图2-4）。

ChemNMR ¹H Estimation

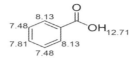

Estimation quality is indicated by color: good, medium, rough

```
Protocol of the H-1 NMR Prediction (Lib=SU Solvent=DMSO 300 MHz):

Node    Shift   Base + Inc.     Comment (ppm rel. to TMS):
OH   12.71      11.00           carboxylic acid
                 1.00            1 -C*R
                 0.71            general corrections
CH    8.13       7.26           1-benzene
                 0.87            1 -C(=O)O
                 0.00            general corrections
CH    8.13       7.26           1-benzene
                 0.87            1 -C(=O)O
                 0.00            general corrections
CH    7.48       7.26           1-benzene
                 0.21            1 -C(=O)O
                 0.01            general corrections
CH    7.48       7.26           1-benzene
                 0.21            1 -C(=O)O
                 0.01            general corrections
CH    7.81       7.26           1-benzene
                 0.34            1 -C(=O)O
                 0.21            general corrections

1H NMR Coupling Constant Prediction

shift    atom index  coupling partner, constant and vector
12.71       8
8.13        6
                    1    7.5   H-C*C-H
                    4    1.5   H-C*C*C-H
                    2    1.5   H-C*CH*C-H
8.13        4
                    3    7.5   H-C*C-H
                    6    1.5   H-C*C*C-H
                    2    1.5   H-C*CH*C-H
7.48        3
                    4    7.5   H-C*C-H
                    2    7.5   H-C*C-H
                    1    1.5   H-C*CH*C-H
7.48        1
                    6    7.5   H-C*C-H
                    2    7.5   H-C*C-H
                    3    1.5   H-C*CH*C-H
7.81        2
                    3    7.5   H-C*C-H
                    1    7.5   H-C*C-H
                    4    1.5   H-C*CH*C-H
                    6    1.5   H-C*CH*C-H
```

图 2-4 预测化合物的¹H-NMR 数据

类似地,选中苯甲酸的化学结构,然后在"Structure"菜单中找到并点击"Predict ¹³C-NMR Shifts"。执行该命令后,该化合物的¹³C-NMR 预测数据便会自动标在相应的原子上(图 2-5)。

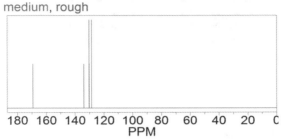

图 2-5 预测化合物 ^{13}C-NMR 数据

⚗️ 注意事项

1. 在使用 ChemDraw 软件的过程中,有时需要插入特殊符号,可通过点击菜单栏 "View>Show Character Map Window"显示特殊符号表,选择不同的符号类型。

2. 对绘制的化学结构式有特定要求时,可以在绘制前点击菜单栏"File>Open Style Sheets"选择相应的样式。

✏️ 习题

1. ChemDraw 软件预测的 ^{1}H-NMR、^{13}C-NMR 数据是否为化合物的真实数据?

2. 对于一些复杂的化合物,很难通过系统命名法进行人工命名,如何通过 ChemDraw 软件给出相应的名称?

(叶高杰)

第三章
药品研发训练二:药物的合成与精制实验

◆ 实验八　氟哌酸锌的制备 ◆

【实验目的】

1. **掌握**　搅拌、抽滤等药物化学实验基本技能。
2. **熟悉**　氟哌酸锌的制备方法。
3. **了解**　成盐的方法及进行结构修饰的原理和操作。

【实验原理】

　　氟哌酸(诺氟沙星,norfloxacin)是氟喹诺酮类化合物,自 1978 年上市以后,以其抗菌谱广、抗菌作用强,尤其是对包括铜绿假单胞菌在内的革兰氏阴性菌有很强的作用而被临床广泛应用。将氟哌酸制成锌盐后,将氟哌酸本身的广谱抗菌作用与锌盐的收敛及促进组织愈合作用相结合,用于治疗皮肤细菌感染、小儿湿疹和促进伤口愈合等,有着重要的临床应用价值。本品为微黄色粉末,干品吸湿,一般以三水合物存在。氟哌酸锌的分子式为 $C_{32}H_{34}F_2N_6O_6Zn \cdot 3H_2O$,相对分子质量为 754.21(不算结晶水为 700.18)。

　　氟哌酸锌的主要合成反应如下。

【主要仪器与试药】

1. **主要仪器**　磁力搅拌器、电子天平、恒温水浴锅、温度计等。

2. **试药**　本实验所用试药及用量见表3-1。

表3-1　本实验所用试药及用量

名称	规格或浓度	用量	物质的量/mol	摩尔比
氟哌酸	药用	4.0 g	0.012 5	1.0
氢氧化钠(NaOH)	AR	0.51 g	0.012 7	1.0
硫酸锌	10%水溶液	30 mL	—	—

注:"—"表示该项无数据。

【操作步骤】

取4.0 g氟哌酸,加入20 mL蒸馏水,搅拌成混悬液,置水浴中加热至70~80 ℃,缓慢滴加1 mol/L氢氧化钠溶液至氟哌酸全部溶解(pH 8~10),缓慢滴入30 mL 10%硫酸锌溶液,加毕后继续搅拌1 h使反应完全。抽滤,滤饼用蒸馏水洗至无SO_4^{2-},60~70 ℃干燥即得氟哌酸锌,计算收率。

⚗ 注意事项

1. 氟哌酸的酸性较弱,成盐的温度为70~80 ℃,成盐时的碱性不宜过强,pH控制在8~10,这是控制质量的关键。如果pH>10,在滴加硫酸锌溶液前,可以加入稀乙酸(乙酸加10倍水稀释)调回。

2. 如果反应液碱性过强,加入硫酸锌溶液容易产生过多的副产物氢氧化锌沉淀,不易除去而影响产品质量。

✎ 习题

1. 为什么不在氟哌酸溶液中直接加入硫酸锌溶液制备目标产物氟哌酸锌?

2. 为什么不能过快滴加硫酸锌溶液?

(谭相端)

◆ 实验九　Diludine 的合成 ◆

【实验目的】

1. **掌握** Diludine 的合成原理。
2. **熟悉** 加热搅拌装置的安装及使用方法。
3. **了解** Hantzsch 反应机制。

【实验原理】

二氢吡啶类衍生物结构式如下。

| $R_1,R_2=C_2H_5$ | $R_3=CH_3$ | $R_4=H$ | Diludine |

| $R_1,R_2=CH_3$ | $R_3=CH_3$ | $R_4=$ | 硝苯地平 |

| $R_1,R_2,R_3=CH_3$ | | $R_4=$ | 尼群地平 |

Diludine 为二氢吡啶类衍生物,是苏联科学家开发的一种畜用饲料添加剂,中文化学名为 2,6-二甲基-1,4-二氢吡啶-3,5-二羧酸二乙酯,英文化学名为 diethyl 1,4-dihydro-2,6-dimethyl-3,5-pyridinedicarboxylate,结构式如下。

本品为淡黄色结晶粉末或淡黄色针状结晶,熔点为 178～180 ℃。不溶于水,可溶于乙醇。近年来,关于 Diludine 的应用报道甚多,用作饲料添加剂,可提高商品猪瘦肉率及家禽产蛋率等;在医药上制成乳膏剂,可治疗皮疹、斑疹及皮肤溃疡等。

Diludine 的合成路线:根据 Hantzsch 反应,采用 2 分子乙酰乙酸乙酯和 1 分子甲醛、1 分子氨缩合而得。反应完成后,利用 Diludine 可溶于乙醇、不溶于水的性质,蒸发一定量乙醇,让 Diludine 在低浓度乙醇水溶液中析出。

$$CH_3COCH_2COOC_2H_5 \quad + \quad HCHO \quad \xrightarrow{\text{EtOH}} \quad \underset{\underset{CH_2}{\|}}{CH_3COCCOOC_2H_5} \quad + \quad H_2O$$
$$（Ⅰ）$$

$$CH_3COCH_2COOC_2H_5 \quad + \quad NH_3 \quad \xrightarrow{\text{EtOH}} \quad \underset{\underset{NH_2}{|}}{CH_3C{=}CHCOOC_2H_5} \quad + \quad H_2O$$
$$（Ⅱ）$$

$$（Ⅰ）+（Ⅱ） \quad \xrightarrow[\Delta]{\text{EtOH}} \quad \text{（Diludine 结构）} \quad + \quad H_2O$$

Diludine

【主要仪器与试药】

1. **主要仪器** 磁力搅拌器、电子天平、恒温水浴锅、温度计等。

2. **试药** 本实验所用试药及用量见表3-2。

表3-2 本实验所用试药及用量

名称	规格或浓度	用量	物质的量/mol
乙酰乙酸乙酯	CP	9.7 mL(10 g)	0.077
甲醛	AR	2.9 mL(2.36 g)	0.078
氨水	AR(25%~28%)	4.5 mL(4.1 g)	—
氯化铵	CP	1.9 g	0.036
乙醇	AR	30 mL	—

注："—"表示该项无数据。

【操作步骤】

在250 mL三颈瓶中装好搅拌回流装置,依次加入9.7 mL乙酰乙酸乙酯、2.9 mL甲醛、4.5 mL氨水、1.9 g氯化铵及30 mL乙醇。启动搅拌器,水浴加热回流1.5~2.0 h。然后蒸除10~15 mL乙醇,倾入烧杯中,冷至室温,抽滤,压干,于50 ℃下干燥3 h,得淡黄色针状结晶。测定熔点(参考值为178~180 ℃),计算收率。

⚠ 注意事项

1. 甲醛和氨水具有刺激性,取用后立即盖好瓶盖。

2. 反应中加入氯化铵作为氮源,减少了易挥发的氨水的用量,利于保护实验人员的安全。

3. 乙醇充当反应溶剂,反应结束后蒸出的乙醇可以回收。

✏ 习题

1. 请写出合成 Diludine 的反应机制。

2. 根据 Diludine 的合成方法,尝试设计其他二氢吡啶类衍生物的合成路线。

（谭相端　苏跃林）

◆ 实验十　甲酚磺酸钠的合成 ◆

【实验目的】

1. **掌握**　机械搅拌、抽滤等药物化学实验基本技能。
2. **熟悉**　磺化反应的原理。
3. **了解**　pH、温度等条件在药物合成中的重要性。

【实验原理】

甲酚磺酸钠(sodium cresol sulfonate)是一种杀菌力强、溶解度高、毒性较小的杀菌消毒剂。由间甲酚经磺化作用,生成对磺酸基间甲酚,再与碳酸钠成盐制得。其分子式为 $C_7H_7NaO_4S$,相对分子质量为 209.996,结构式如下。

本品为白色粉末;无臭味;易溶于水。

本品的主要合成反应如下。

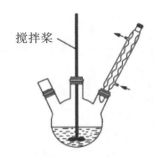

实验装置见图3-1。

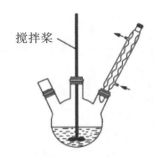

图3-1　装有搅拌桨和球形冷凝管的三颈瓶

反应完成后,利用盐析的方法促使甲酚磺酸钠析出。

【主要仪器与试药】

1. **主要仪器**　机械搅拌机、温度计、三颈瓶、烧杯、量筒、球形冷凝管、恒温油浴锅、布氏漏斗、真空泵、干燥箱等。

2. **试药**　本实验所用试药及用量见表3-3。

表3-3　本实验所用试药及用量

名称	规格或浓度	用量	物质的量/mol
甲酚	90%	29.8 g	0.25
浓硫酸	AR	13.6 mL	0.25
碳酸钠溶液	6%（水溶液）	适量	—
食盐	精盐	适量	—

注:"—"表示该项无数据。

【操作步骤】

1. **甲酚磺化** 将 29.8 g 90% 甲酚投入装有搅拌桨和球形冷凝管的 100 mL 三颈瓶中，在室温和搅拌下缓缓滴加 13.6 mL 浓硫酸，由于放热产生白雾，此时已有磺化作用但不完全。浓硫酸滴加完毕，在冷凝管上口加一个干燥管，于 115～120 ℃ 油浴中搅拌反应 3 h。将反应液倾入 100 mL 烧杯中，冷却至室温。

2. **制成钠盐** 取上一步得到的甲酚磺酸，用 6% 碳酸钠溶液调节 pH 至 4，抽滤，得滤液，在搅拌下慢慢加食盐直至无白色沉淀生成。抽滤，滤饼用少量冰水洗涤 2 次，抽干，干燥，得白色甲酚磺酸钠，称重并计算收率。

注意事项

1. 浓硫酸滴加完毕后，在冷凝管上口加一个干燥管，以防浓硫酸吸潮变稀影响磺化率。

2. 因浓硫酸与甲酚混合后黏度高，不易流动，故应搅拌使其磺化完全。

习题

1. 如何判断甲酚已经完全磺化？
2. 为什么选择冰水洗涤甲酚磺酸钠？

（莫祖煜）

实验十一　磺胺醋酰钠的合成

【实验目的】

1. **掌握** 机械搅拌、抽滤等药物化学实验基本技能；用理化性质的差异来分离纯化产品的方法。
2. **熟悉** 乙酰化反应的原理。
3. **了解** pH、温度等条件在药物合成中的重要性。

【实验原理】

磺胺醋酰钠(sulfacetamide sodium)用于治疗结膜炎、沙眼及其他眼部感染,其化学名为 *N*-[(4-氨基苯基)磺酰基]乙酰胺钠盐一水合物,分子式为 $C_8H_{11}N_2NaO_4S$,相对分子质量为 254.239(不算结晶水为 236.221),结构式如下。

本品为白色结晶性粉末;无臭味,微苦;易溶于水,微溶于乙醇、丙酮。主要合成反应如下。

pH 条件选择解析:对氨基苯磺酰胺(磺胺)上的两个氨基都可以被乙酸酐乙酰化。与磺酰基相连的氨基受到磺酰基的强吸电子效应,其 N 给电子能力比与苯环相连的 N 弱,故在一般情况下进攻乙酸酐上羰基碳的活性相对弱,即乙酸酐优先与苯环上的氨基反应。磺酰基的 α 氢因受到磺酰基的强吸电子效应而带酸性,可以与氢氧化钠反应,生成的 N⁻ 比苯环上的 N 更易给出电子,进攻乙酸酐上羰基碳的活性更强,故在氢氧化钠存在条件下乙酸酐优先与磺酰基上的氨基反应。此外,在氢氧化钠强碱条件下,与苯环相连的氨基生成的酰胺易于水解,可减少副产物的生成;而与磺酰基相连的氨基乙酰化后,磺酰基的 α 氢因受到磺酰基、乙酰基的双重吸电子效应而带更强的酸性,更易与氢氧化钠反应生成 N⁻,这是较稳定的负离子,不易进一步酰化,还可以同性排斥 OH⁻,使磺胺醋酰钠不易被中等浓度的 OH⁻ 催化水解。但是,若 pH 达到 14 以上,高浓度的 OH⁻ 可以克服 N⁻ 的排斥力催化磺胺醋酰钠水解。因此,选择 pH 12~13 作为乙酰化反应的条件。

根据合成的目标产物与副产物、未反应的原料之间的理化性质差异,设计分离纯化方法。

难溶于水，除去　　难溶于水，除去

难溶于水，与水溶液中NaCl、HOAc等分离

溶解，分离　　　　　不溶

【主要仪器与试药】

1. **主要仪器**　搅拌机、电子天平、恒温水浴锅（电炉）、真空泵、熔点测定仪、干燥箱等。

2. **试药**　本实验所用试药及用量见表3-4。

表3-4　本实验所用试药及用量

名称	规格或浓度	用量	物质的量/mol
磺胺	药用	17.2 g	0.100
乙酸酐	CP	13.6 mL	0.142
氢氧化钠	22.5%（水溶液）	22 mL	0.112
	77%（水溶液）	12.5 mL	0.192
	40%（水溶液）	适量	—
	5%（乙醇溶液）	适量	—
浓盐酸	CP	适量	—
活性炭	—	适量	—

注："—"表示该项无数据。

【操作步骤】

1. 磺胺醋酰的制备

（1）乙酰化反应：在装有搅拌桨、球形冷凝管的250 mL三颈瓶中，投入17.2 g磺胺及22 mL 22.5%氢氧化钠溶液，启动搅拌机，于水浴中加热至50 ℃左右。待磺胺溶解后，加入3.6 mL乙酸酐，5 min后加入2.5 mL 77%氢氧化钠溶液，随后每隔5 min将剩余的10 mL乙酸酐和10 mL 77%氢氧化钠溶液交替加入，每次加入2 mL，始终维持反应液pH 12～13（可不检测pH）。加料期间反应温度维持在50～55 ℃，加料完毕后继续保持此温度反应30 min。反应完毕，停止搅拌。

（2）除去未反应的原料、单乙酰化副产物：将步骤（1）反应液倾入250 mL烧杯中，加20 mL水稀释，用浓盐酸调节pH至7，于冷水浴中放置15～30 min，析出沉淀，抽滤，弃去滤饼，保留滤液。

（3）与水溶液中的其他反应产物分离：将步骤（2）所得滤液转移到250 mL烧杯中，用浓盐酸调节pH至4～5，静置片刻，析出沉淀，抽滤，将滤饼抽干，称湿重。

（4）除去双乙酰化副产物：用3倍量（mL/g）10%盐酸溶解步骤（3）所得的滤饼，充分搅拌，静置片刻，抽滤，弃去不溶物。若滤液颜色较深，加少量活性炭于室温下脱色10 min，抽滤。滤液用40%氢氧化钠溶液调节pH至5，静置片刻，析出磺胺醋酰，抽滤，抽干滤饼，干燥，测定熔点（参考值为179～184 ℃）。

2. 磺胺醋酰钠的制备　将上述步骤（4）所得的磺胺醋酰置于100 mL烧杯中，以少量水浸润后，于水浴中加热至60 ℃，用滴管滴加5%氢氧化钠乙醇溶液至恰好溶解

(pH 7~8),放冷,析出结晶,抽滤,抽干滤饼,干燥。

3. 纯化产物的鉴定分析 取步骤 2 制备的样品 5 mg,以 10 mL 70% 乙醇溶解制备样品溶液。用毛细管吸取样品溶液、磺胺醋酰钠对照品溶液(取磺胺醋酰钠对照品 5 mg,以 10 mL 70% 乙醇溶解)各 10 μL,点于硅胶 G 板上,以乙酸乙酯:甲醇:乙酸=5:5:0.1 展开,晾干,以对二甲氨基苯甲醛试液(取对二甲氨基苯甲醛 1 g,溶于 25 mL 30% 盐酸及 75 mL 甲醇混合液中)喷雾显色。描出斑点,计算 R_f,根据鉴定结果计算总收率。

🧪 注意事项

1. 搅拌机的机头较沉重,应用专用的固定器固定,不宜用较小的十字头固定,以免滑落损坏。搅拌桨应竖直,不得倾斜。启动搅拌机前应先把转速调为零,以防启动瞬间高速搅拌使原料飞溅,不能充分接触、反应,影响产率。

2. 在乙酰化反应中,维持反应体系 pH 12~13 是保证产率的关键,这要求 77% 氢氧化钠与乙酸酐分次、交替加料,先加氢氧化钠后加乙酸酐,切勿反加。

3. 注意调节 pH 的技巧,可以做到快速、准确、节约 pH 试纸。比如,预计调节 pH 到达终点后会产生较大量沉淀的,开始时可以连续加入酸或碱,无须检测 pH,直到出现明显的沉淀且搅拌后沉淀不消失。此时小心滴加酸或碱,搅拌 5 s 以上使酸碱充分反应后检测 pH(不宜一滴加马上检测 pH,以免反应不充分造成误判)。

4. 本实验所用的 pH 试纸应为精密 pH 试纸。

5. 绿水青山就是金山银山。实验中产生的废液、废料应注意回收统一处理,不能随意倒入下水道、垃圾桶,以免造成污染、危害。

✏️ 习题

1. 乙酸酐易水解失效,在阿司匹林的合成中要求无水条件,为什么本实验可以在水溶液中进行?

2. 乙酰化反应在 pH 7、14 条件下的主要反应产物是什么?

3. 若用 ^{1}H-NMR 鉴别磺胺是否乙酰化变为磺胺醋酰,请预测 ^{1}H-NMR 的主要变化。

(陆世惠)

◆ 实验十二　扁桃酸的合成 ◆

【实验目的】

1. **掌握**　相转移催化反应的基本原理；分液、重结晶等基本操作。
2. **熟悉**　扁桃酸合成的原理。

【实验原理】

扁桃酸又称为苦杏仁酸（mandelic acid），含有一个不对称碳原子，化学方法合成得到的是外消旋体。它能加快皮肤细胞的代谢，有去角质作用，同时能清除沉积在角质层细胞中的黑色素，改善色素沉着，具有美白效果。在医药工业上可用作头孢孟多、血管扩张药环扁桃酸酯、滴眼药羟苄唑等的合成中间体。其化学名为 2-羟基-2-苯基乙酸（2-hydroxy-2-phenylacetic acid），化学文摘服务注册号（CAS 号）为 90-64-2，分子式为 $C_8H_8O_3$，相对分子质量为 152.15。

本品为白色斜方片状结晶，熔点为 118～119 ℃；易溶于热水、乙醚、异丙醇和乙醇。一般以苯甲醛和氯仿为原料，在三乙基苄基氯化铵（TEBA）的催化下反应而得。

主要合成反应如下。

反应机制一般认为是反应中产生的二氯卡宾与苯甲醛的羰基加成，再经重排及水解生成扁桃酸。

$$
\begin{array}{ccccccc}
\overset{+}{R_4}\overset{-}{NCl} & + & NaOH & \longrightarrow & \overset{+}{R_4}\overset{-}{NOH} & + & NaCl \\
\text{水相} & & \text{水相} & & \text{油相} & & \text{水相} \\
\overset{+}{R_4}\overset{-}{NOH} & + & CHCl_3 & \longrightarrow & \overset{+}{R_4}\overset{-}{NCl} & + & :CCl_2 \\
\text{油相} & & \text{油相} & & \text{水相} & & \text{油相}
\end{array}
$$

$$
C_6H_5CH{=}O \xrightarrow{:CCl_2} C_6H_5-\overset{H}{\underset{}{C}}{-}O \xrightarrow{\text{重排}} C_6H_5\underset{Cl}{CHCOCl} \xrightarrow{OH^-} \xrightarrow{H^+} C_6H_5\underset{OH}{CHCO_2H}
$$
（结构式中 $Cl\overset{}{\times}Cl$）

【主要仪器与试药】

1. 主要仪器　机械搅拌机、旋转蒸发仪、温度计、三颈瓶、量筒、恒压滴液漏斗、球形冷凝管、锥形瓶、烧杯、蒸馏头、圆底烧瓶、接液管、直形冷凝管、抽滤瓶、布氏漏斗、真空泵、表面皿、分液漏斗、玻璃漏斗。

2. 试药　本实验所用试药及用量见表3-5。

表3-5　本实验所用试药及用量

名称	规格或浓度	用量	物质的量/mol
苯甲醛	CP	10.1 mL(10.6 g)	0.100
氯仿	CP	16 mL	—
氢氧化钠	50%(水溶液)	18 mL	0.450
三乙基苄基氯化铵	CP	1.2 g	0.005
乙酸乙酯	CP	适量	—
硫酸	50%	适量	—
甲苯	CP	15 mL	—
无水硫酸钠	CP	适量	—

注:"—"表示该项无数据。

【操作步骤】

首先,在100 mL装有搅拌桨、球形冷凝管和温度计的三颈瓶中,加入10.1 mL苯甲醛、1.2 g三乙基苄基氯化铵和16 mL氯仿。启动搅拌机,40~45 ℃水浴下慢慢滴加9 mL 50%氢氧化钠溶液(整个滴加过程需要1.5~2.0 h)。加完后保持此温度继续搅拌1 h。

其次,将反应液用60 mL水稀释,乙酸乙酯洗涤2次(每次用20 mL。合并乙酸乙酯洗涤液,倒入指定容器待回收)。取水层(此时为亮黄色透明状),用50%硫酸调节pH 2~3,用乙酸乙酯萃取3次(20 mL×3),乙酸乙酯萃取液合并于250 mL锥形瓶中,用无水硫酸钠干燥。

再次,乙酸乙酯萃取液用旋转蒸发仪浓缩,干燥,得油状粗产物,冷却固化,称重,计算产量和产率。

最后,将粗产物用甲苯进行重结晶,趁热过滤,母液在室温下放置使结晶慢慢析出。抽滤,干燥,得精品(白色结晶),称重,计算产量、回收率和总产率。

🔺 注意事项

1. 要控制好50%氢氧化钠溶液的滴加速度,用加料漏斗来滴加,不能滴加过快,滴加时间控制在1.5~2.0 h。

2. 溶液呈浓稠状,腐蚀性强,应小心操作。盛碱的分液漏斗用后要立即洗干净,以防活塞受腐蚀而黏结。

3. 操作第一步反应结束时可取反应液用试纸测pH,应接近中性,否则应适当延长反应时间。

✏️ 习题

1. 反应过程中为什么必须保持充分的搅拌?

2. 该反应为放热反应,为什么要加热到40 ℃才滴加氢氧化钠溶液?

3. 反应过程中为什么要控制温度使反应液处于缓慢回流状态?

4. 本实验酸化前后用乙酸乙酯萃取(洗涤)的目的何在?

5. 请列举常见的相转移催化剂的种类,并叙述相转移催化的特点。

(莫祖煜)

◆ 实验十三　苯佐卡因的制备 ◆

【实验目的】

1. **掌握**　机械搅拌、磁力搅拌加热回流、抽滤等药物化学实验基本技能。

2. **熟悉**　还原反应、酰化反应的原理,以及用理化性质的差异来分离纯化产品的方法。

3. **了解**　分批投料、摩尔比等对反应产物的影响。

【实验原理】

苯佐卡因(benzocaine)是局部麻醉药,用于创伤面、溃疡面及痔疮等的止痒镇痛,其化学名为对氨基苯甲酸乙酯,分子式为$C_9H_{11}NO_2$,相对分子质量为165.189。

本品为白色结晶性粉末,味微苦而麻;熔点为88~90 ℃;易溶于乙醇,极微溶于水。

本实验以对硝基苯甲酸为原料,先用锡粉在浓盐酸溶液中还原为对氨基苯甲酸,再用无水乙醇在较高浓度硫酸存在条件下酯化制备苯佐卡因,合成路线如下。

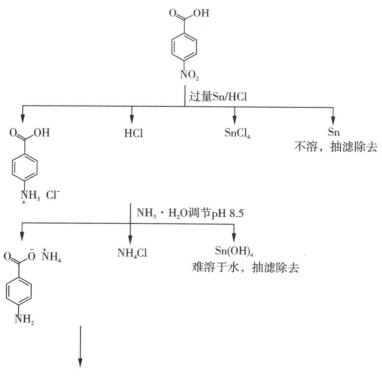

还原反应用过量的锡粉/盐酸,分批投放盐酸来控制还原性中间体(SnCl$_2$、H$_2$)的生成速度,使对硝基苯甲酸充分利用中间体,减少 H$_2$ 溢出,提高还原产物收率。

酯化反应用远远过量的无水乙醇,让乙醇分子包围对氨基苯甲酸并反应生成酯,防止对氨基苯甲酸分子间接触并生成酰胺(优先反应);还用过量的硫酸,它先与氨基反应成盐,再催化酯化反应,较高浓度的硫酸可吸收反应生成的水,促进酯化反应的进行。

根据合成的目标产物与其他产物、未反应的原料之间的理化性质差异,设计分离纯化方法。

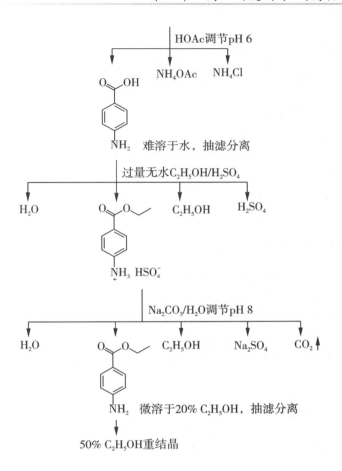

【主要仪器与试药】

1. **主要仪器**　机械搅拌机、电子天平、恒温水浴锅（电炉）、磁力恒温搅拌器、真空泵、干燥箱等。

2. **试药**　本实验所用试药及用量见表3-6。

表3-6　本实验所用试药及用量

名称	规格或浓度	用量	物质的量/mol
对硝基苯甲酸	CP	4 g	0.024
锡粉	CP	8 g	0.067
浓盐酸	AR	20 mL	0.240
浓氨水	AR	8 mL	—
冰乙酸	AR	适量	—
无水乙醇	AR	20 mL	0.340

续表 3-6

名称	规格或浓度	用量	物质的量/mol
浓硫酸	AR	2.5 mL	0.045
碳酸钠	AR	适量	—
活性炭	—	适量	—

注："—"表示该项无数据。

【操作步骤】

1. **对氨基苯甲酸的制备（还原）**　在机械搅拌机上安装回流装置，称取 4 g(0.024 mol)对硝基苯甲酸和 8 g(0.067 mol)锡粉从侧口加入 100 mL 三颈瓶中，从冷凝管上口（或侧口）分次加入共 20 mL(0.24 mol)浓盐酸（每隔 5 min 加入 5 mL），50～60 ℃水浴加热，启动搅拌机并缓缓加速。随着还原反应的进行，反应体系中锡粉逐渐减少，20～30 min 后反应体系呈透明状。继续加热回流 20 min，稍冷，将反应液倒入 250 mL 烧杯中，用少量蒸馏水洗涤剩余的锡块。向反应液中加入 10 mL 蒸馏水，冷至室温，用浓氨水调节 pH 至 8.5（约需要 8 mL 浓氨水，起初可在搅拌下快速加入浓氨水直至产生明显沉淀，临近终点须缓慢滴加，搅拌数秒待反应后蘸取溶液检测 pH），析出沉淀。抽滤，用少量蒸馏水洗涤固体，合并滤液和洗液。再用冰乙酸调滤液 pH 至 6（起初可在搅拌下快速加入冰乙酸直至产生明显沉淀，临近终点须缓慢滴加，搅拌数秒待反应后蘸取溶液检测 pH），在冷水浴中静置片刻使沉淀完全析出（若没有明显沉淀，可煮沸使溶液体积减小 1/3～1/2 后重新冷水浴）。抽滤（用滤液洗涤烧杯，再次抽滤），滤饼干燥后称重，得对氨基苯甲酸粗品（白色固体）。

2. **对氨基苯甲酸乙酯的制备（酯化）**　在干燥的 100 mL 平底烧瓶中，加入步骤 1 制得的对氨基苯甲酸粗品（须干燥，2 g 纯品为 0.015 mol）和 20 mL 无水乙醇(0.34 mol，可根据对氨基苯甲酸的量调整用量)、2.5 mL 浓硫酸(0.045 mol，可根据对氨基苯甲酸的量调整用量)，在磁力恒温搅拌器上安装回流装置，并在球形冷凝管上口接上附有无水氯化钙的干燥管。启动搅拌器并缓缓加速，加热(85～90 ℃)回流 1 h(1～2 滴/s)，反应体系呈无色透明状。趁热将反应液倒入盛有 85 mL 蒸馏水（可根据无水乙醇的量调整用量）的烧杯中。待溶液稍冷后，加入碳酸钠粉末(3～4 g)并搅拌，直至产生明显白色沉淀，再改用 10% 碳酸钠溶液将反应液 pH 调至 8，静置片刻使沉淀完全析出。抽滤（用滤液洗涤烧杯，再次抽滤），滤饼干燥后称重，得对氨基苯甲酸乙酯粗品。

3. **精制**　将步骤 2 制得的对氨基苯甲酸乙酯粗品置于 100 mL 烧杯中，加入 10～15 倍量(mL/g)50% 乙醇，在 50～60 ℃水浴中加热溶解（用蒸发皿覆盖烧杯以减少乙醇挥发。若溶液有颜色，需要加活性炭脱色，加热回流 20 min，趁热抽滤，将滤液趁热转移至烧杯中)。自然冷却(用蒸发皿覆盖烧杯),使结晶完全析出。抽滤(用滤液洗涤烧杯,再次抽滤),滤饼干燥后称重。

4. 纯化产物的鉴定分析 取步骤 3 制得的样品 2 mg,以 5 mL 70% 乙醇溶解制备样品溶液。用毛细管吸取样品溶液、苯佐卡因对照品溶液(取苯佐卡因对照品 2 mg,以 5 mL 70% 乙醇溶解)各 10 μL,点于硅胶 G 板上,以石油醚:乙酸乙酯=7:3 展开,晾干,以对二甲氨基苯甲醛试液(取对二甲氨基苯甲醛 1 g,溶于 25 mL 30% 盐酸及 75 mL 甲醇混合液中)喷雾显色。描出斑点,计算 R_f。根据鉴定结果计算总收率。

🧪 注意事项

1. 还原反应中加料次序不要颠倒,水浴温度不要太高。

2. 还原反应中浓盐酸不可随意增加,否则浓氨水用量将增加,最后导致溶液体积过大,造成产率下降。

3. 浓氨水、浓盐酸都是易挥发的,应从密封的原装瓶中临时量取或分装使用。不能用滴瓶久置的浓氨水、浓盐酸,否则浓度大幅下降,造成对硝基苯甲酸不能充分还原,或者调节 pH 后溶液体积太大,难以析出对氨基苯甲酸。

4. 本实验中调节 pH 均会出现大量沉淀。调节 pH 时要胆大心细,在远未达到终点(产生沉淀)前应快速滴加,未出现沉淀前无须检测 pH,临近终点再缓慢滴加并小心检测 pH。但是,快速滴加切记不可呈水柱状,防止瞬间过量(严重过量的冰乙酸可使对氨基苯甲酸成盐复溶,看不到沉淀的生成)。

5. 浓硫酸具有强腐蚀性,取用时须小心!

6. 机械搅拌机和磁力搅拌器均不可瞬间高速运行,否则物料四周飞溅。

✏️ 习题

1. 在还原反应中,为什么浓盐酸要分次投料?

2. 在酯化反应中,分批加入无水乙醇会不会提高酯化产率?

3. 若用 ^1H-NMR 鉴别对氨基苯甲酸是否酯化变为苯佐卡因,请预测 ^1H-NMR 的主要变化。

(陆世惠　韦　贤)

◆ 实验十四　对乙酰氨基酚的合成 ◆

【实验目的】

1. **掌握**　还原性产品的重结晶方法;对乙酰氨基酚的理化性质和乙酰化反应的原理;熔点测定仪的工作原理和操作方法。

2. **了解**　选择性乙酰化对氨基苯酚的氨基而保留羟基的方法。

【实验原理】

对乙酰氨基酚(acetaminophen)即扑热息痛(paracetamol),是环氧合酶(COX)抑制剂,是广泛使用的解热镇痛药,其作用与阿司匹林相似。对乙酰氨基酚是非那西丁的体内代谢产物,通过抑制下丘脑体温调节中枢前列腺素合成酶,减少前列腺素 E_1(PGE$_1$)、缓激肽、组胺等的合成和释放。

对乙酰氨基酚为白色结晶性粉末,无臭味,微苦。在热水或乙醇中易溶,在丙酮中溶解,在水中略溶。化学名为 N-(4-羟基苯基)乙酰胺,分子式为 $C_8H_9NO_2$,相对分子质量为151.163,熔点为 168~172 ℃,结构式及三维结构如下。

对乙酰氨基酚的制备主要以对氨基苯酚和乙酸酐为原料,通过缩合反应得到,主要合成路线如下。

对乙酰氨基酚的粗产物中含有未知结构的染料杂质,主要由对氨基苯酚原料氧化形成。虽然染料杂质的量很小,但足以使对乙酰氨基酚粗产物着色。将粗产物与亚硫酸氢钠(NaHSO$_3$)一起加热,亚硫酸氢钠可减少有色染料中的双键,破坏有色杂质的结构。粗产物可通过重结晶进一步纯化。

【主要仪器与试药】

1. **主要仪器** 抽滤装置、锥形瓶、量筒、玻璃棒、水浴锅等。
2. **试药** 本实验所用试药及用量见表3-7。

表3-7 本实验所用试药及用量

名称	规格或浓度	用量	物质的量/mol
对氨基苯酚	AR	10.6 g	0.097
乙酸酐	AR	12.0 mL	0.127
亚硫酸氢钠	AR	0.4 g	—
亚硫酸氢钠溶液	0.5%（水溶液）	5 mL	—
水	CP	适量	—
活性炭	—	适量	—

注："—"表示该项无数据。

【实验步骤】

1. **对乙酰氨基酚的制备** 在100 mL锥形瓶中投入对氨基苯酚（相对分子质量为109.1）10.6 g、水30 mL、乙酸酐（相对分子质量为102.1，密度为1.08 g/mL）12.0 mL，轻轻振摇成均相，再于80 ℃水浴中加热30 min，冷却至室温，析出晶体。将混合物置冰浴中冷却15～20 min，抽滤，滤饼用10 mL冰水清洗2次，抽干，转移到表面皿并干燥，得白色结晶（对乙酰氨基酚粗品），称重，计算对乙酰氨基酚（相对分子质量为151.2）粗品的产率，并记录晶体的外观。

2. **对乙酰氨基酚的精制** 把步骤1制得的对乙酰氨基酚粗品（留出一小部分样品，用于最后的颜色比较）置于100 mL锥形瓶中，加入5倍量（mL/g）水，并加入0.2 g亚硫酸氢钠，100 ℃左右加热溶解10 min（偶尔用玻璃棒搅拌）。稍冷后加入活性炭1 g，煮沸5 min，趁热抽滤（抽滤瓶中先加入亚硫酸氢钠0.2 g），滤液置冰水浴15 min以析出结晶，抽滤，滤饼用0.5%亚硫酸氢钠溶液5 mL分2次洗涤，抽干，干燥，得对乙酸氨基酚精品，称重，与粗品比较颜色，测定熔点并与文献值比较。计算对乙酰氨基酚的产率。

🔥 注意事项

1. 乙酸酐会刺激皮肤黏膜，应避免吸入，并避免接触皮肤、眼睛、鼻腔等。
2. 原料对氨基苯酚应是白色或淡黄色颗粒状晶体，熔点为183～184 ℃。

3. 水加乙醋酐可达到选择性乙酰化氨基的目的,若以乙酸为酰化剂,则反应时间长,副产物多,产品质量差。

4. 亚硫酸氢钠作为抗氧剂浓度不宜过高,否则会影响产品质量。

✎ 习题

1. 在对乙酰氨基酚的结晶过程中,为什么要在冰浴中冷却?
2. 在对氨基苯酚与乙酸酐反应生成对乙酰氨基酚时,加入水的目的是什么?
3. 比较乙酸酐和乙酸作为酰化剂的差异。
4. 简述亚硫酸氢钠在合成反应中的应用。
5. 写出从4-乙氧基苯胺开始制备非那西丁(结构如下)的反应方程式。

（陈爱羽）

◆ 实验十五　苯妥英钠的合成 ◆

【实验目的】

1. **掌握**　重结晶的操作技术。
2. **熟悉**　用三氯化铁作氧化剂制备二苯乙二酮的方法。
3. **了解**　二苯羟乙酸的重排反应。

【实验原理】

苯妥英钠(phenytoin sodium)对大脑皮质运动区有高度选择性抑制作用,临床上主要适于治疗癫痫大发作,也可用于治疗三叉神经痛及某些类型的心律失常。化学名为5,5-二苯基-2,4-咪唑烷二酮 2-钠盐(5,5-diphenyl-2,4-imidazolidinedione 2-sodium salt),分子式为 $C_{15}H_{11}N_2NaO_2$,相对分子质量为 274.25,结构式如下。

本品为白色结晶性粉末,无臭,味苦,略有引湿性;易溶于水,溶于乙醇,几乎不溶于乙醚、氯仿;在空气中渐渐吸收二氧化碳而析出苯妥英。

苯妥英钠的制备主要以安息香为原料,经氧化、缩合、成盐 3 步反应得到目标化合物。

苯妥英钠主要合成路线如下。

安息香　　　　　　　　　　二苯乙二酮　　　　　　　　　苯妥英钠

1. 氧化反应　传统方法多用硝酸进行氧化,成本低,但会产生大量的腐蚀性气体,污染环境。用三氯化铁($FeCl_3$)作为氧化剂进行反应,不会产生有毒气体,具有操作方便、高效的优点。

2. 缩合反应　二苯乙二酮的羰基碳原子具有亲电性,尿素的氮原子可对其进行亲核进攻,所形成的中间体 1 在氢氧化钠存在下发生二苯羟乙酸重排,苯环带着一对电子迁移到邻位羰基碳上,形成中间体 2,中间体 2 上的羟基与氨基发生分子内缩合,脱去一分子水,得到苯妥英。

中间体1　　　　　　　　　中间体2　　　　　　　　　苯妥英

苯妥英溶于乙醇,不溶于水。利用苯妥英在两种溶剂中的溶解度差异,苯妥英以固体形式从溶液中析出。

3. 成盐反应　苯妥英与氢氧化钠反应得到苯妥英钠,苯妥英钠易溶于水,利用低温下溶解度降低的特点,析出固体。

【主要仪器与试药】

1. **主要仪器** 电子天平、磁力搅拌器（带加热功能）、真空泵、熔点测定仪、真空干燥箱等。

2. **试药** 本实验所用试药及用量见表3-8。

表3-8 本实验所用试药及用量

名称	规格或浓度	用量	物质的量/mol
安息香	≥98%	4.2 g	0.020
六水合三氯化铁（$FeCl_3 \cdot 6H_2O$）	AR	18.0 g	0.067
尿素	AR	0.7 g	—
乙醇	CP	适量	—
氢氧化钠	CP	适量	—
盐酸	CP	适量	—

注："—"表示该项无数据。

【操作步骤】

1. **二苯乙二酮的制备** 在装有温度计和球形冷凝管的三颈瓶中,依次加入六水合三氯化铁18.0 g、冰乙酸20 mL、水10 mL,开启搅拌器,加热至微沸,加入安息香4.2 g,继续加热回流60 min。反应毕,冷却至室温,将反应液倾入20 mL冰水中,析出固体。抽滤,并用冷水充分洗涤,得二苯乙二酮粗品,以95%乙醇重结晶,干燥,称重,计算收率,测熔点（参考值为95~96 ℃）。

2. **苯妥英的制备** 在装有温度计和球形冷凝管的三颈瓶中加入步骤1制得的二苯乙二酮2.0 g和尿素0.7 g、20%氢氧化钠溶液6 mL（分批投料）、50%乙醇10 mL,开启搅拌器,加热回流0.5 h（内温75~80 ℃）。反应毕,将反应液倾入50 mL沸水中,加入活性炭,搅拌,煮沸10 min,放冷,抽滤,滤液用10%盐酸调节pH至6,放置析出结晶。抽滤,滤饼用少量水洗,得苯妥英粗品,称重。

3. **苯妥英的成盐及精制** 将步骤2制得的苯妥英粗品投入100 mL烧杯中,按粗品与水1∶4的比例加入水,置40 ℃水浴中,缓慢滴加20%氢氧化钠溶液至全溶,加入活性炭,于搅拌下加热5 min,趁热抽滤,滤液加氯化钠至饱和,放冷析出结晶。抽滤,滤饼用少量冰水洗涤,真空干燥得苯妥英钠,称重,测熔点（参考值为229 ℃）,计算收率。

⚗ 注意事项

1. 在苯妥英的合成实验中,应该少量多次加入氢氧化钠溶液。如果一次性加入足量的氢氧化钠溶液会发生副反应,溶液颜色过深,产物的产率降低。

2. 活性炭用量一般为溶液量的1%~5%,过多则收率降低。

3. 苯妥英钠可溶于水,洗涤时要少用水以免收率降低,洗涤后要尽量抽干。

4. 苯妥英钠略有引湿性,应采用真空干燥。

5. 实验中产生的废液、废料应注意回收统一处理,不能随意倒入下水道、垃圾桶,以免造成污染、危害。

✎ 习题

1. 氧化反应和缩合反应过程中分别产生了哪些废液?

2. 苯妥英钠精制的原理是什么?

3. 为什么制备苯妥英要在碱性条件下进行?

4. 为什么制备苯妥英的最后要调节 pH 至6?

(蒋旭东)

◆ 实验十六 阿司匹林的制备 ◆

【实验目的】

1. **掌握** 阿司匹林的性状、特点和化学性质;酯化反应的原理和实验操作。

2. **熟悉** 重结晶的原理和实验方法。

3. **了解** 阿司匹林中杂质的来源和鉴别。

【实验原理】

阿司匹林(aspirin)为解热镇痛药,用于治疗感冒引起的发热、头痛、神经痛、关节痛及风湿痛;它还具有抑制血小板凝聚作用,可用于预防血栓形成。其化学名为2-乙酰氧基苯甲酸[2-(acetyloxy) benzoic acid],又称为乙酰水杨酸(acetylsalicylic acid),分子式为 $C_9H_8O_4$,相对分子质量为180.16,熔点为136~140 ℃,结构式如下。

$$\text{（结构式：苯环上连 OCOCH}_3 \text{ 和 COOH）}$$

本品为白色针状结晶或结晶性粉末，无臭，微带酸味；微溶于水，溶于乙醇、乙醚、氯仿，也溶于较强的碱性溶液（同时分解）。其合成路线如下。

$$\text{水杨酸} + (CH_3CO)_2O \xrightarrow[70\sim75\ ℃]{\text{浓}H_2SO_4} \text{乙酰水杨酸} + CH_3COOH$$

在阿司匹林的产品中可能含有水杨酸，它可能是酰化反应不完全的原料，也可能是阿司匹林的水解产物。水杨酸可以通过重结晶加以分离。

【主要仪器与试药】

1. **主要仪器**　电子天平、恒温水浴锅（电炉）、真空泵、熔点测定仪、干燥箱等。
2. **试药**　本实验所用试药及用量见表3-9。

表3-9　本实验所用试药及用量

名称	规格或浓度	用量	物质的量/mol
水杨酸	AR	6.0 g	0.043
乙酸酐	AR	8.5 mL	0.090
浓硫酸	AR	0.2 mL	—
乙醇	AR	18 mL	—
乙醇溶液	10%	4～6 mL	—

注："—"表示该项无数据。

【操作步骤】

1. **酰化**　在干燥的150 mL锥形瓶中，加入水杨酸6.0 g、乙酸酐8.5 mL，置于70～75 ℃水浴中，稍溶解后，用滴管滴加浓硫酸4滴，轻轻振摇锥形瓶，维持此温度反应30 min。反应液稍冷后倾入90 mL冷水中，略搅拌，静置至阿司匹林全部析出。抽滤，滤饼用少量稀乙醇洗涤，压干，得阿司匹林粗品，称重。

2. **精制**　将步骤1制得的阿司匹林粗品置于100 mL锥形瓶中，加入约3倍体积（V/m）的95%乙醇，60 ℃水浴加热至阿司匹林全部溶解，将乙醇溶液（若有杂质不溶，可趁热抽滤)慢慢倾入盛有一定量 60 ℃蒸馏水的烧杯中并略搅拌使乙醇浓度降为 25%,缓慢冷却至室温,析出白色结晶。待结晶析出完全后,抽滤,用滤液洗涤烧杯并抽滤,滤饼置红外灯下干燥或烘箱鼓风干燥(不超过 60 ℃),测定熔点,计算收率。

🧪 注意事项

1. 酰化反应必须保证仪器干燥,并加入少量浓硫酸;乙酸酐最好是新蒸的,以保证纯度;还要防止水蒸气进入,可以在锥形瓶口覆盖滤纸或用塞子虚掩。

2. 酰化反应要严格控制温度,以免温度过高发生聚合、氧化,导致副产物增多。

3. 阿司匹林精制过程要求自然冷却至室温,切勿快速冷却。

✏️ 习题

1. 酰化反应中仪器为什么要干燥? 不干燥有何影响?

2. 向反应液中加入少量浓硫酸的目的是什么? 是否可以不加? 为什么?

3. 本实验中阿司匹林的精制方法是什么? 选择的溶媒是什么? 其原理是什么? 为何滤液要自然冷却?

4. 本反应控温不恰当可能发生更多副反应,请分析可能发生哪些副反应、产生哪些副产物、如何除去这些副产物。

5. 合成的阿司匹林除了本实验采用的熔点测定法,还可以采用哪些方法进行鉴定?

(杨凤莲)

◆ 实验十七　环丙沙星的合成 ◆

【实验目的】

1. **掌握**　环丙沙星合成过程中所涉及的环合反应、水解反应、哌嗪化反应的特点、机制和操作要求等。

2. **了解**　通过对环丙沙星合成工艺的学习了解多步药物合成反应。

【实验原理】

环丙沙星(ciprofloxacin)又称环丙氟哌酸,具有广谱抗菌作用,用于治疗泌尿生殖系统感染、呼吸道感染、胃肠道感染等,化学名为1-环丙基-7-(1-哌嗪基)-4-氧代-6-氟-1,4-二氢喹啉-3-羧酸〔1-cyclopropyl-6-fluoro-4-oxo-7-(piperazin-1-yl)-1,4-dihydroquinoline-3-carboxylic acid〕,分子式为 $C_{17}H_{18}FN_3O_3$,相对分子质量为331.133,结构式如下。

本品为白色或微黄色结晶性粉末;无臭,味苦;溶于乙酸或稀酸,极微溶于乙醇和三氯甲烷,在水中几乎不溶。

环丙沙星的制备方法很多。国内外工业生产主要采用2,4-二氯-5-氟苯乙酮作起始原料,通过 β-酮酸酯化、二甲氨基亚甲基化、环丙胺化、环合、水解及哌嗪化、成盐而得。许多科研工作者对环丙沙星的制备方法进行改进,如以下合成路线,使得环丙沙星产率进一步提高。

【主要仪器与试药】

1. **主要仪器**　烧瓶、分液漏斗、温度计、冷凝管、锥形瓶、烧杯、布氏漏斗、抽滤瓶、恒温磁力搅拌器、电子天平、玻璃棒、量筒、胶塞等。

2. **试药**　本实验所用试药及用量见表3-10。

表3-10　本实验所用试药及用量

名称	规格或浓度	用量	物质的量/mol
甲醇钠	CP	55.7 mL	0.30
甲苯	CP	适量	—
碳酸二乙酯	CP	45.0 g	0.50
5-氟-2,4-二氯苯乙酮（1）	—	20.7 g	0.10
5-氟-2,4-二氯-β-氧代苯丙酸甲酯（2）	—	15.9 g	0.06
N,N-二甲基甲酰胺二甲基缩醛（DMF-DMA）	CP	10.8 mL	0.08
环丙胺	CP	4.2 mL	0.06
（Z）-2-(5-氟-2,4-二氯苯甲酰基)-3-环丙氨基丙烯酸甲酯（4）	—	13.2 g	0.04
碳酸钠	CP	6.4 g	0.06
N,N-二甲基甲酰胺（DMF）	CP	60 mL	0.77
1-环丙基-4-氧代-6-氟-7-氯-1,4-二氢喹啉-3-羧酸甲酯（5）	—	10.3 g	0.04
氢氧化钠溶液	8%	50 mL	—
浓盐酸	CP	适量	—
硼酸	CP	2.8 g	0.05
乙酸酐	CP	14.6 mL	0.26
1-环丙基-4-氧代-6-氟-7-氯-1,4-二氢喹啉-3-羧酸（6）	—	8.4 g	0.03
硼络合物（7）	—	8.2 g	0.02
哌嗪	CP	8.6 g	0.10
二甲基亚砜（DMSO）	CP	35 mL	0.49
氢氧化钠溶液	6%	适量	—
活性炭	—	适量	—

注："—"表示该项无数据。

【操作步骤】

1. **5-氟-2,4-二氯-β-氧代苯丙酸甲酯(2)的合成**　在烧瓶中加入甲醇钠55.7 mL 和甲苯200 mL,共沸除尽甲醇。加入碳酸二乙酯45.0 g,加热至80 ℃,滴加5-氟-2,4-二氯苯乙酮(1)20.7 g 的甲苯溶液45 mL,约2 h 滴完,继续保温反应3 h。冷却至室温,加水100 mL,用浓盐酸调节 pH 至5,将溶液转移至分液漏斗,分离并收集有机层,减压回收甲苯和过量的碳酸二乙酯,得到棕红色油状物。加入 40 mL 环己烷,冷却结晶,抽滤,收集滤饼,干燥,得淡黄色固体(2),称重并计算收率。

2. **(Z)-2-(5-氟-2,4-二氯苯甲酰基)-3-环丙氨基丙烯酸甲酯(4)的合成**　在烧瓶中加入 15.9 g 化合物(2)和10.8 mL N,N-二甲基甲酰胺二甲基缩醛(DMF–DMA)及甲苯溶液共50 mL,在搅拌下回流反应2 h,减压回收 DMF–DMA 和甲苯后得(Z)-2-(5-氟-2,4-二氯苯甲酰基)-3-二甲氨基丙烯酸甲酯(3)。向化合物(3)中加入甲苯20 mL,室温下滴加环丙胺 4.2 mL,搅拌升温至50 ℃反应2 h。反应结束后,冷却至0 ℃析晶,抽滤,滤饼用冷甲醇洗涤,烘干,得白色晶体(4),称重,计算收率。

3. **1-环丙基-4-氧代-6-氟-7-氯-1,4-二氢喹啉-3-羧酸甲酯(5)的合成**　在烧瓶中加入13.2 g 化合物(4)、6.4 g 碳酸钠、60 mL N,N-二甲基甲酰胺(DMF),搅拌升温至140 ℃,继续反应2 h。反应完毕后,趁热抽滤,收集滤液,滤液冷却至5 ℃析出固体,再抽滤,干燥,得白色固体(5),称重,计算收率。

4. **1-环丙基-4-氧代-6-氟-7-氯-1,4-二氢喹啉-3-羧酸(6)的合成**　在烧瓶中加入10.3 g 化合物(5)和50 mL 8% 氢氧化钠溶液,搅拌回流下反应2 h。反应完结束后,用盐酸调节 pH 至1,冷却,抽滤,滤饼用水洗涤。干燥,得白色固体(6),称重,计算收率。

5. **硼络合物(7)的合成**　在装有冷凝管、温度计及搅拌桨的三颈瓶中,加入硼酸2.8 g、乙酸酐14.6 mL,搅拌加热溶解,缓慢升温至79 ℃后自然升温至110 ℃,搅拌下保温反应30 min。接着加入8.4 g 化合物(6),保温反应2 h。反应完后,冷却至室温,加入冰水,析出固体,抽滤,滤饼用水洗至中性,得淡黄色固体(7),称重,计算收率。

6. **环丙沙星(9)的合成**　在装有冷凝管、温度计、搅拌桨的三颈瓶中,加入8.2 g 化合物(7)、8.6 g 哌嗪和35 mL 二甲基亚砜(DMSO),于110 ℃下搅拌反应2 h 后得化合物(8),加入 60 mL 6% 氢氧化钠溶液,回流1.5 h,冷却,加入少量活性炭脱色,趁热过滤,滤液用冰乙酸调节 pH 至7,冷却析晶,抽滤,收集固体,烘干,得固体(9),称重,计算收率。

注意事项

1. 硼络合物合成过程中,硼酸和乙酸酐反应生成硼酸三乙酰酯,此反应达到 79 ℃ 的临界点才开始并放出大量热,温度急剧上升。如果反应瓶太小有冲料可能,建议使用体积较大的反应瓶并缓慢加热。保温半小时后再加入化合物(6)进一步反应生成硼络合物。

2. 使用活性炭脱色过程中,应该在溶液冷却时加入,切忌在溶液沸腾时加入。同时活性炭使用量为 1%~5%,过量使用会造成产率低,过少则脱色不彻底。

3. 绿水青山就是金山银山。实验中产生的废液、废料应注意回收统一处理,不能随意倒入下水道、垃圾桶,以免造成污染、危害。

习题

1. 为什么第一步缩合反应的缚酸(催化)剂不选用氢化钠而选用甲醇钠?

2. 为什么不直接用化合物(6)和哌嗪反应生成环丙沙星,而是将化合物(6)和硼酸三乙酰酯(乙酸酐与硼酸反应生成)反应生成硼络合物,再与哌嗪反应?

(叶高杰)

◆ 实验十八　苯妥英锌的合成 ◆

【实验目的】

1. **掌握**　用三氯化铁氧化的实验方法;制备苯妥英锌的实验原理及方法。
2. **熟悉**　二苯羟乙酸重排的反应机制。

【实验原理】

苯妥英锌(phenytoin-Zn)为白色粉末,熔点为 222~227 ℃(分解);无臭、微带涩味;微溶于水,不溶于乙醇、氯仿、乙醚。

苯妥英锌可作为抗癫痫药,用于治疗癫痫大发作,也可用于治疗三叉神经痛。苯妥英锌化学名为 5,5-二苯基-2,4-咪唑烷二酮 2-锌盐(5,5-二苯基乙内酰脲锌),分子式为 $C_{30}H_{22}O_4N_4Zn$,相对分子质量为 567.93,结构式如下：

合成路线如下。

二苯羟乙酸重排的反应机制如下。

二苯羟乙酸

【主要仪器与试药】

1. **主要仪器**　电热套、圆底烧瓶、三颈瓶、球形冷凝管、烧杯、玻璃棒、量筒、滤纸、布氏漏斗、抽滤瓶、真空泵、蒸发皿、熔点测定仪等。

2. **试药**　本实验所用试药及用量见表3-11。

表 3-11 本实验所用试药及用量

名称	规格或浓度	用量	物质的量/mol
$FeCl_3 \cdot 6H_2O$	CP	7.0 g	0.043
冰乙酸	CP	7.5 mL	0.131
安息香	CP	1.5 g	0.007
尿素	CP	0.35 g	0.006
氢氧化钠	20%（水溶液）	适量	—
乙醇	50%（水溶液）	适量	—
盐酸	10%	适量	—
活性炭	—	适量	—
氨水	CP	15 mL	0.390
$ZnSO_4 \cdot 7H_2O$	CP	0.3 g	0.001

注："—"表示该项无数据。

【操作步骤】

1. **联苯甲酰的制备** 在装有球形冷凝管的 100 mL 圆底烧瓶中，依次加入 $FeCl_3 \cdot 6H_2O$ 7.0 g、冰乙酸 7.5 mL、水 3 mL 及沸石 1 粒，在电热套上加热回流 5 min。稍冷，加入安息香 1.5 g 及沸石 1 粒，加热回流 50 min，稍冷，将反应液倾入 100 mL 烧杯中，加入 25 mL 沸水，搅拌，放冷，析出黄色固体。抽滤，滤饼用少量水洗涤，干燥，得粗品，称重，测熔点（参考值为 88～90 ℃），计算收率。

2. **苯妥英的制备** 在装有球形冷凝管的 100 mL 圆底烧瓶中，依次加入步骤 1 制得的联苯甲酰 1.0 g 和尿素 0.35 g、20% 氢氧化钠溶液 3 mL、50% 乙醇 5 mL 及沸石 1 粒，电热套加热回流 30 min，然后加入沸水 30 mL、活性炭 0.3 g，回流脱色 10 min，放冷，滤过。滤液用 10% 盐酸调节 pH 至 6，析出结晶，抽滤，滤饼用少量水洗涤，干燥，得粗品，称重，计算收率。

3. **苯妥英锌的制备** 将步骤 2 制得的苯妥英 0.5 g 置于 50 mL 烧杯中，加入氨水（15 mL 浓 $NH_3 \cdot H_2O$ + 10 mL H_2O），尽量使苯妥英溶解，如有不溶物抽滤除去。另取 0.3 g $ZnSO_4 \cdot 7H_2O$，加 3 mL 水溶解，然后加到苯妥英的氨水溶液中，搅拌，析出白色沉淀，抽滤，滤饼用少量水洗涤，干燥，得苯妥英锌，称重，测熔点，计算收率。

🔬 注意事项

1. 制备联苯甲酰时，加热回流速度为 1～2 滴/s，温度不宜过高。

2. 苯妥英锌在较高温度下熔融同时分解，测熔点时应注意观察。

3. 制备联苯甲酰时，沸石需要加入 2 次，防止沸石失效产生暴沸现象。

4. 勿浪费药品，注意回收处理废液，减少污染。

✏️ 习题

1. 试述二苯羟乙酸重排的反应机制。

2. 为何不利用第 2 步反应中已生成的苯妥英钠直接同硫酸锌反应制备苯妥英锌，而是把已生成的苯妥英钠制成苯妥英后，再与氨水、硫酸锌作用制备苯妥英锌？

3. 为什么用 $FeCl_3$ 作氧化剂？能否用其他试剂代替？

（韦　伟）

◆ 实验十九　贝诺酯的合成 ◆

【实验目的】

1. **掌握**　无水操作的技能和反应中产生的有害气体的吸收方法。

2. **了解**　拼合原理在化学结构修饰方面的应用；Schotten-Baumann 酯化反应原理；氯化试剂的选择及操作中的注意事项。

【实验原理】

贝诺酯（benorilate），又称为扑炎痛、苯诺来、解热安，在临床上主要用于治疗类风湿关节炎、急慢性风湿性关节炎、风湿痛、感冒发热、头痛、神经痛、术后轻中度疼痛等。其化学名为 2-乙酰氧基苯甲酸对乙酰氨基苯酯（2-acetoxybenzoic acid *p*-acetylaminophenyl ester），分子式为 $C_{17}H_{15}NO_5$，相对分子质量为 313.30，结构式如下。

本品为白色结晶性粉末,无味,熔点为 175 ~ 176 ℃,不溶于水,易溶于热乙醇。

1. 贝诺酯的合成线路　阿司匹林与氯化亚砜在吡啶的催化下反应生成乙酰水杨酰氯。对乙酰氨基酚在氢氧化钠作用下生成钠盐,再与乙酰水杨酰氯进行酰化反应,生成贝诺酯。

2. 实验装置图　回流反应装置见图 3-2,抽滤装置见图 3-3,尾气处理装置见图 3-4。

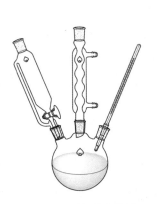

图 3-2　回流反应装置

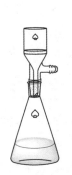

图 3-3　抽滤装置

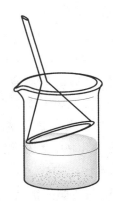

图 3-4　尾气处理装置

【主要仪器与试药】

1. 主要仪器　三颈瓶(100 mL)、恒压滴液漏斗、球形冷凝管、温度计、玻璃棒、漏斗、烧杯(50、100 mL)、磁力搅拌器、循环水式真空泵、电子天平、移液管、洗耳球、布氏漏斗、抽滤瓶、水浴锅、胶头滴管、容量瓶(50、100 mL)。

2. **试药** 本实验所用试药及用量见表 3-12。

表 3-12　本实验所用试药及用量

试剂名称	规格	用量	物质的量/mol	摩尔比
阿司匹林	药用	9 g	0.05	1
氯化亚砜	CP(沸点 78.8 ℃,密度 1.638)	5 mL	0.05	1
吡啶	CP	1 滴	—	—
对乙酰氨基酚	药用	8.6 g	0.07	1.4
氢氧化钠	CP	3.3 g	0.08	1.6
无水丙酮	AR(沸点 56.5 ℃)	6 mL	—	—

注:"—"表示该项无数据。

【操作步骤】

1. 乙酰水杨酰氯的制备

(1)乙酰化反应:在装有球形冷凝管(上端附有无水氯化钙干燥管,排气导管通入氢氧化钠溶液中)、温度计的 150 mL 三颈瓶中,加入止爆剂、阿司匹林 9 g、氯化亚砜 5 mL,滴入吡啶 1 滴(催化反应用),70 ~ 75 ℃油浴条件下反应 2 ~ 3 h 直至无气体逸出。

(2)去除过量的氯化亚砜:反应结束后,改成减压蒸馏装置,减压蒸除过量的氯化亚砜(防止倒吸),冷却,得乙酰水杨酰氯,加入无水丙酮 6 mL,混匀密封备用。

2. 贝诺酯的制备 在另一个装有搅拌桨(或搅拌子)、恒压滴液漏斗、温度计的 150 mL 三颈瓶中,加入对乙酰氨基酚 8.6 g、水 50 mL,在 10 ~ 15 ℃和搅拌的条件下缓缓加入 1 mol/L 氢氧化钠溶液 8 mL,在 8 ~ 12 ℃条件下反应 30 min,然后滴加步骤 1(2)制得的乙酰水杨酰氯丙酮溶液(约 20 min 滴毕)。调节 pH 9 ~ 10,于 20 ~ 25 ℃搅拌 1.5 ~ 2.0 h。抽滤,水洗至中性,烘干,得粗品。

3. 贝诺酯的精制 取步骤 2 制得的贝诺酯粗品置于装有球形冷凝管的 100 mL 圆底烧瓶中,加入 10 倍量 95% 乙醇,在水浴上加热溶解。稍冷,加活性炭脱色(活性炭用量视粗品颜色而定),加热回流 30 min,趁热抽滤(布氏漏斗、抽滤瓶应预热)。将滤液趁热转移至烧杯中,自然冷却,待结晶完全析出后,抽滤,滤饼用少量乙醇洗涤 2 次(母液回收),压干,干燥,测熔点,计算收率。

⚠ 注意事项

1. 制备乙酰水杨酰氯采用油浴加热，要注意锅内不能溅入水，油水混合过热会发生危险；因本实验第 1 步需要无水条件，若使用水浴加热，要注意防止水蒸气进入反应体系；要缓慢升温，以免氯化亚砜分解。

2. 制备乙酰水杨酰氯时有 SO_2 和 HCl 生成，需要吸收尾气，吸尾气的漏斗不能完全进入氢氧化钠溶液中，防止倒吸。

3. 对乙酰氨基酚成盐时要维持低温，防止苯环上的氨基氧化。

4. 氯化亚砜有强刺激性气味，能灼伤皮肤，对黏膜有刺激。操作时须穿戴防护用品，若溅到皮肤上，立即用大量清水冲洗。向阿司匹林中滴加氯化亚砜时要戴手套，采用注射器插入胶塞滴入。

5. 减压去除氯化亚砜的时候，注意防止真空泵压力变化引起水倒吸，先平衡气压后关真空泵。

✏ 习题

1. 为什么要用氯化亚砜作酰化试剂？常用的酰化试剂有哪些？

2. 制备贝诺酯时，为什么先制备对乙酰氨基酚钠再与乙酰水杨酰氯进行酯化反应，而不直接进行酯化反应？

3. 什么叫拼合原理？其在药物化学中有什么意义？试举例说明。

（徐佳佳）

第四章

药品研发训练三:虚拟仿真实验

◆ **实验二十 老鼠簕生物碱 A 的提取分离及全合成虚拟仿真实验**

老鼠簕(*Acanthus ilicifolius*)是爵床科老鼠簕属红树植物,《中华人民共和国药典》记载其可用于治疗急慢性肝炎、哮喘等。研究者从老鼠簕中分离出老鼠簕生物碱 A(4-羟基苯并噁唑-2-酮,4-hydroxy-2-benzoxazolone,HBOA),并进行了全合成及衍生物研究。药理学研究表明,HBOA 具有保护肝脏及逆转肝纤维化作用。将 HBOA 的提取分离和全合成应用于药物化学实验教学,可提高学生的动手能力、创新能力和学习兴趣。然而,老鼠簕属于国家保护植物,原料来源受限,且实验耗时长,使用有恶臭、强腐蚀性和毒性的试剂,可能产生有毒气体,故用虚拟实验克服以上不足。

将"HBOA 的提取分离和全合成实验"开发成虚拟仿真实验,不仅能够突破时空限制、避免师生接触毒害试剂,而且学生通过在线练习、线下实训及教师课堂示教的方式加深理论与实践双重体验,提高自己对实验基本操作的掌握程度。通过该虚拟仿真实验,学生可学习实验操作,熟悉 HBOA 的提取分离和全合成。

【设计理念】

为了增加实验的仿真度,我们用视频形式对老鼠簕进行了总体介绍,同时又对每一个单元的实验操作都进行了详细的视频录制,学生可以先观看录制的视频,了解真实实验是如何进行的。

设计软件时我们尽可能考虑到各个细节,实验操作过程中的每一个关键点都有说明或者测验题,学生操作后系统会马上给出答案及解析,以强化学生学习和记忆,实现了人机交互操作。操作中需要重点观察的也有相应的真实实验的细节图或者视频,以观察实际的现象,如萃取时的操作手法、温度变化、虹吸现象、颜色变化等。学生可以反复观看视频及图片,直至了解清楚,再点击"我已了解"以进行下一步操作。

软件以 Maya 建模,采用动画技术进行内容分解,最大限度地对实验进行了仿真,采用了 Animate CC 技术进行程序合成,实现人机互动。本项目采用的 Animate CC 2017,是 Adobe 最新开发的新型 html 动画编辑软件,对 HTML5 Canvas、WebGL 等多种输出提供原生支持,并可进一步扩展以支持 SnapSVG 等自定义格式。本项目除维持原有 Flash 开发工具支持外,新增 HTML5 创作工具,为网页开发者提供更适应现有网页应用的音频、图片、视频、动画等创作支持。Animate CC 将拥有大量的新特性,特别是在继续支持 Flash SWF、AIR 格式的同时,还会支持 HTML5 Canvas、WebGL,并能通过可扩展架构去支持包括 SVG 在内的几乎任何动画格式。本项目管理平台采用面向对象的编程语言 Java 语言开发,该语言作为静态面向对象编程语言的代表,允许程序员以优雅的思维方式进行复杂的编程。本项目管理平台采用 Eclipse 作为开发工具,Eclipse 基于 Java 的可扩展开发平台。通过集成的 Java Development Kit(JDK)完成开发工作。

本项目可为学生开展虚拟实验教学,学生通过互联网进入虚拟实验室,自主选择实验项目,完成虚拟实验。老师能对学生完成的虚拟实验情况进行检查、督促和批改;同样,学生可以在线完成实验和实验报告的递交,并查看个人实验成绩和老师的评语,与老师进行线上交流。虚拟实验室是在线上运行,因此,一经授权,任何学校注册的学生都能在线操作虚拟实验。

【实验目的】

1. **掌握** 提取分离天然活性成分的方法;药物合成实验的基本操作。
2. **熟悉** 逆向合成分析思路。
3. **了解** 红树林的药用价值。
4. **培养** 创新药物研发思维和创新能力;环境保护意识和社会责任感。
5. **激发** 科学探索精神。

【实验原理】

1. **老鼠簕生物碱 A 的提取分离** 老鼠簕(*Acanthus ilicifolius* Linn.)为爵床科(Acathaceae)老鼠簕属(*Acanthus L.*)非胎生红树植物,在我国福建、广西、广东、海南等热带、亚热带沿海地区,以及东南亚、澳大利亚等地均有分布。老鼠簕在民间有着悠久的药用历史。1978 年的《全国中草药汇编》记载,老鼠簕以全株或根入药,味淡性寒,具有止咳平喘、清热解毒、消肿散结的功效,主治慢性肝炎、腰肌劳损、肝脾大等。在印度、泰国等东南亚国家,老鼠簕被用于治疗神经痛、风湿、蛇咬伤、麻痹等。近年来,药理学研究发现老鼠簕具有抗氧化、保肝、抗炎、镇痛、抗肿瘤、抗菌等作用,植物化学研究发现老鼠簕含有生物碱、木脂素、黄酮、苯乙醇苷、三萜、甾醇等近百种成分。

液-固萃取是从天然植物中提取活性成分的常用方法。用 70% 乙醇对老鼠簕进行固-液萃取(提取),提取液浓缩后进行液-液萃取,再用柱层析法分离,重结晶,得到 HBOA,其结构式被鉴定如下。

2. 老鼠簕生物碱 A 的全合成　　HBOA 的逆向合成分析如下。

合成路线如下。

定位规则：苯环上原有的取代基对新引入取代基有影响，这种影响包括反应活性和进入位置两个方面。通常，苯环上原有的第一取代基称为定位基。从大量实验事实的分析总结中发现，定位基的定位作用遵循一定的规律，这一规律称为苯环上亲电取代反应定位规律（又称为定位规则）。

当甲基、羟基等基团在苯环上时，苯环的亲电取代反应会变得容易进行，同时使引入的基团连接在它的邻位或对位。例如，当苯环上已存在一个甲基时（即甲苯），它的卤化、硝化、磺化等反应的反应温度均远低于苯，且新基团均引入甲基的邻位或对位。

2-硝基-1,3-苯二酚不能由间苯二酚直接硝化来制备，可将间苯二酚先磺化，生成4,6-二羟基-1,3-苯二磺酸。酚羟基为强的邻对位定位基，磺酸基为间位定位基，当4,6-二羟基-1,3-苯二磺酸硝化时，受定位规律的支配，硝基只能进入2位，硝化后水解可脱掉磺酸基，即可得到2-硝基-1,3-苯二酚。反应中磺酸基同时起了占位和定位的双重作用，这是一个巧妙运用定位规则的例子。

以间苯二酚为原料，先磺化再硝化，水蒸气蒸馏水解磺酸基，得2-硝基-1,3-苯二酚。

以水合肼为还原剂,六水合三氯化铁为催化剂,可将 2-硝基-1,3-苯二酚的硝基还原为氨基。所得 2-氨基-1,3-苯二酚与尿素缩合成环,得 HBOA。

将硝基还原、与尿素缩合两步反应放在同一个反应瓶中进行,属于"一锅煮"法。该法可以使反应物尽可能地参与反应,提高转化率,还能减少污染。

【实验方法】

本实验共分为 3 个阶段。

1. **阶段一:植物总体介绍** 进入实验后点击实验视频即可观看对于老鼠簕的总体介绍。

2. **阶段二:老鼠簕生物碱 A 的提取分离**

(1)原料的采摘:取老鼠簕的茎,阴干,切成小段,称重,装入提取袋中备用。

(2)提取:由于 HBOA 在老鼠簕中含量极低,要从植物中提取分离得到需用几十千克原材料,所以在研究中我们用多功能提取浓缩回收机组进行提取。我们录制了视频,对用多功能提取浓缩回收机组进行 HBOA 的提取浓缩做了简单介绍。虚拟实验操作则是用索氏提取器(图 4-1)进行提取。

称取 10 g 样品,放入尼龙袋,把 100 mL 70% 乙醇加入圆底烧瓶,投入 1 粒沸石,如

图 4-1 所示自下而上安装仪器,接通冷凝水,加热,观察 3 次虹吸,停止加热,关闭冷凝水,稍冷后,逆着安装顺序拆仪器,留提取液备用。

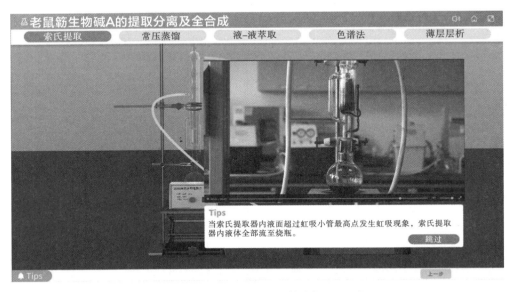

图 4-1　索氏提取法从老鼠簕中提取 HBOA

(3)常压蒸馏:取上一步的老鼠簕提取液,加入沸石,自下而上、从左到右安装常压蒸馏装置,加热并观察温度计读数,待剩余约 1/10 液体时停止加热,停止通水,逆着安装顺序拆下仪器。

(4)液-液萃取:如图 4-2 所示。

检漏:用 2/3 自来水检漏,活塞不漏液,倒转 180°检查上盖是否漏液,再打开上盖,检测活塞是否可以正常放液。

取样,混合:量取提取液 60 mL 和乙酸乙酯 20 mL,分别倒入分液漏斗中。

振摇:分液漏斗倾斜 45°,圆周运动振荡,注意放气。

静置:将分液漏斗放在铁架台上静置。

分液:待液体分层后,将漏斗上口玻璃塞打开,从下口放出下层液体,从上口倒出上层液体。

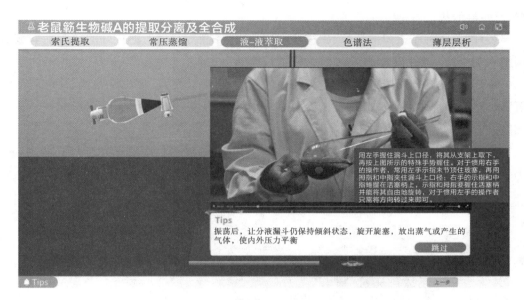

图 4-2 液-液萃取

(5)旋转蒸发:旋转蒸发如图 4-3 所示。

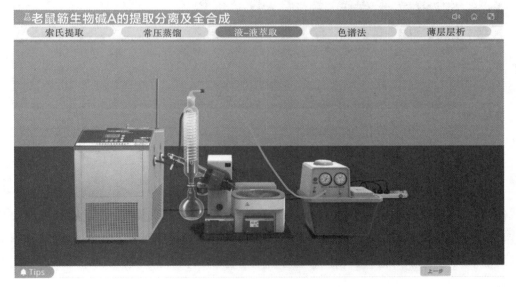

图 4-3 旋转蒸发

(6)柱层析:柱层析如图 4-4 所示。

拌样:向萃取所得的浓缩液加入适量硅胶,搅拌均匀,挥干溶剂,备用。

拌硅胶:将硅胶倒入烧杯中,加入适量洗脱剂,用玻璃棒搅拌均匀,确保硅胶全部润湿,赶走硅胶里的气泡。

装柱:关闭柱子下口的活塞,先往柱中加入少量洗脱剂,将上述拌好的硅胶沿着玻璃棒倒入层析柱。倒完后硅胶高度约为柱子长度的2/3。

平整:用洗耳球敲击柱子,赶走硅胶中的气泡,再打开活塞,放出洗脱剂,让硅胶自然沉降。整个过程中注意硅胶顶部始终要有液体,不得干柱,以免产生气泡,影响柱子的分离度。

加样:待洗脱剂降到柱床顶部约 1 cm 时,关闭活塞,加样。样品厚度为 0.5~1.0 cm,为了防止柱床在加液时被破坏,加样完毕后向柱床顶部加入少许沙子或空白硅胶。

洗脱,收集流分。

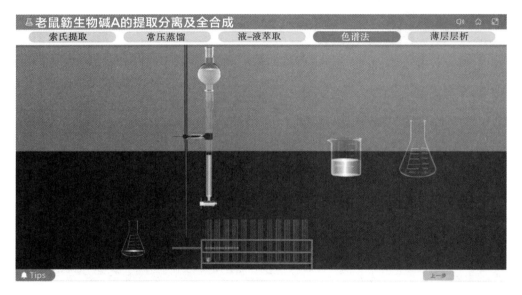

图4-4　柱层析

(7)薄层层析:①画起始线,做标记。先用铅笔在距薄层板一端 1 cm 处轻轻画一横线作为起始线,在起始线上做好标记。②点样:用毛细管吸取样品,在起始线上小心点样,吹干。③配展开剂,$V_{氯仿}:V_{甲醇}=9:1$。④展开:展开剂液面不能超越起始线,保持展开剂前沿线平整,展开过程在密闭容器中进行。⑤取出,画终止线。⑥吹干,观察。⑦计算 R_f。

3. 阶段三:老鼠簕生物碱 A 的全合成

(1)2-硝基-1,3-苯二酚的合成:合成步骤见图4-5。

磺化反应:在圆底烧瓶中加入 2.8 g 间苯二酚,然后小心地加入 12.5 mL 浓硫酸,此时反应液发热,立即生成白色的磺化产物,室温下反应 15 min,置于冰水浴中。

配制混酸:在锥形瓶中加入 3 mL 浓硝酸,在摇荡下加入 3 mL 浓硫酸,置于冰浴中。

硝化反应：将冷却的混酸缓慢滴加到上步的磺化产物中，并不停搅拌，控制反应温度不超过 30 ℃，此时反应物呈黄色黏稠状（不应为棕色或紫色）。滴加完毕后，室温下反应 15 min，然后小心加入 15 mL 冰水稀释，保持反应温度不超过 50 ℃。

水蒸气蒸馏：将反应物转移到 100 mL 三颈瓶中，加入约 2 g 尿素，然后进行水蒸气蒸馏，冷凝管壁和馏出液中有橘红色固体产生，至冷凝管壁上无橘红色固体时，即可停止蒸馏。将馏出液在水浴中冷却后，抽滤，得橘红色片状结晶 2-硝基-1,3-苯二酚。

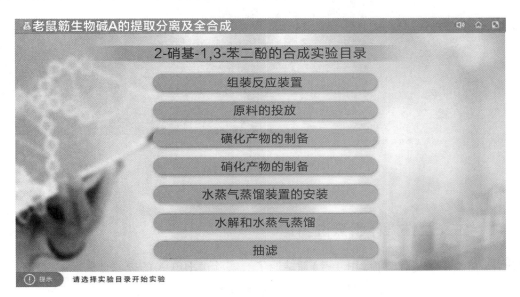

图 4-5　2-硝基-1,3-苯二酚的合成

（2）HBOA 的合成：合成步骤见图 4-6。

原料的投放：分别称取 0.4 g $FeCl_3 \cdot 6H_2O$、0.9 g 活性炭、3 g 2-硝基-1,3-苯二酚。另分别量取 24 mL 甲醇、5 mL 水合肼，并把水合肼加至恒压滴液漏斗中。

硝基的还原：将 24 mL 甲醇和 0.4 g $FeCl_3 \cdot 6H_2O$ 加入三颈瓶，用玻璃棒搅拌使 $FeCl_3 \cdot 6H_2O$ 溶解，将 0.9 g 活性炭加入三颈瓶，接通冷凝水，升起升降台，打开电热套，回流 30 min，关闭电热套，稍冷。

将 3 g 2-硝基-1,3-苯二酚加入三颈瓶，继续加热回流，打开恒压滴液漏斗，滴加 5 mL 水合肼，继续保持回流 2 h，停止加热，稍冷。

环合制备 HBOA：量取 31 mL 乙酸正丁酯，加入圆底烧瓶中，加热至约 90 ℃；称取 7.2 g 尿素，加入圆底烧瓶，提升温度至回流，保持回流反应 1 h，停止加热，稍冷，抽滤。

重结晶操作：安装简单回流装置，将粗品转移至圆底烧瓶中，加 10 mL 无水乙醇至圆底烧瓶中，加热使样品溶解，将溶液转移至烧杯中，冷却析晶。抽滤，干燥，称重，计算产率。

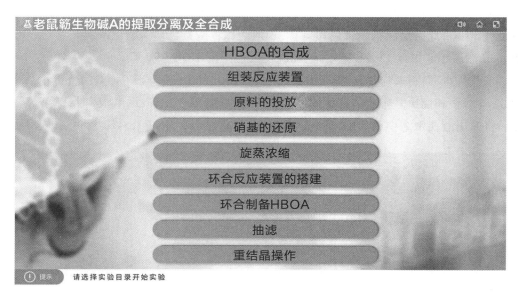

图 4-6   HBOA 的合成

【学生交互性操作步骤说明】

1. **仿真实验操作界面**(图 4-7)简洁明了   实验由 HBOA 的提取分离及 HBOA 全合成两大部分构成,包括实验目的、实验操作视频、实验原理和虚拟实验操作 4 个内容。

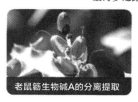

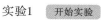

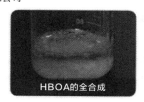

图 4-7   仿真实验操作界面

2. **有操作视频**　在正式实验之前，均有实验操作视频（图4-8）供学生观看。

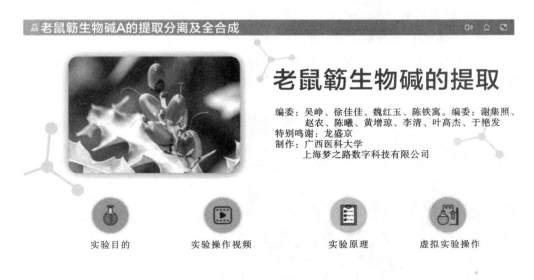

图4-8　实验操作视频界面

3. **每一阶段的实验均有目录**　学生通过浏览目录（图4-9）对全部实验操作步骤有一个总体认识。虚拟操作时右侧为实验操作的仪器及原料，左下角为每一步的提示，顶端为整体的操作流程。

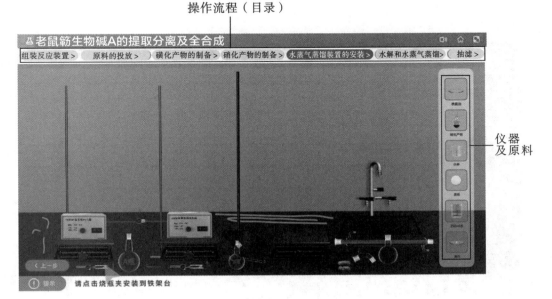

图4-9　每一阶段的实验目录

4. **用鼠标左键点击该仪器或原料进行选定** 学生按照操作提示进行实验(图4-10),若顺利完成,就进行下一步操作;若操作错误,系统将不能响应并给出提醒。

5. **每一步的操作都有相应的引导(图4-11)** 引导点到为止,一旦出现错误操作,系统也会提示学生。学生可以根据引导一步一步完成实验操作,又不至于完全没有思考,实现了人机交互操作。

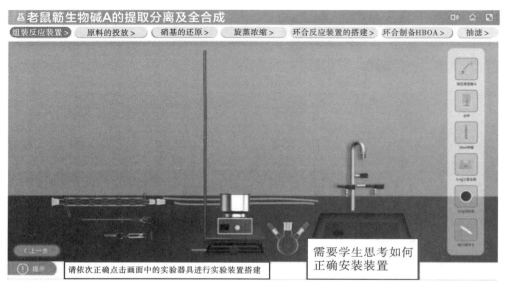

图4-10 学生按照操作提示进行实验

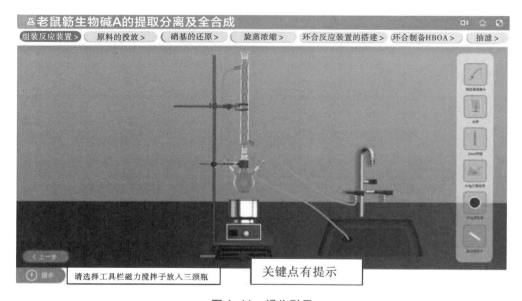

图4-11 操作引导

6. 实验原理有详细的解说　实验原理解说见图4-12。

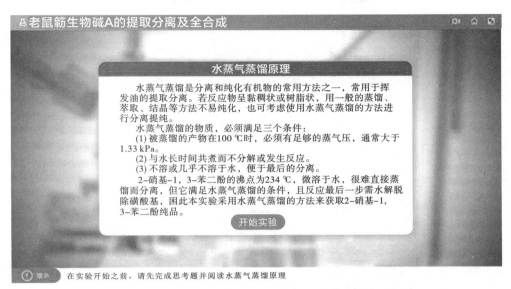

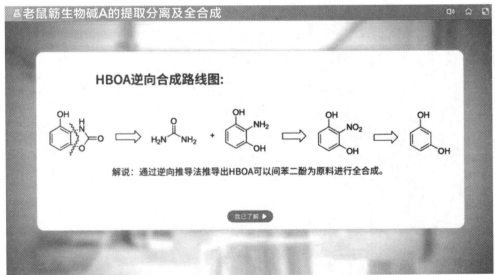

图4-12　实验原理解说

7. **每一个关键点都有说明或者测验题(图4-13)**　学生作答后系统会马上给出答案及解析(图4-14),以强化学生学习和记忆,实现了人机交互操作。提取分离及全合成两个部分均设置了100分的题目,学生答题结束系统会给出总成绩(图4-15)。

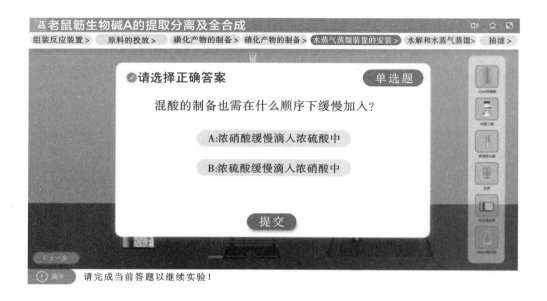

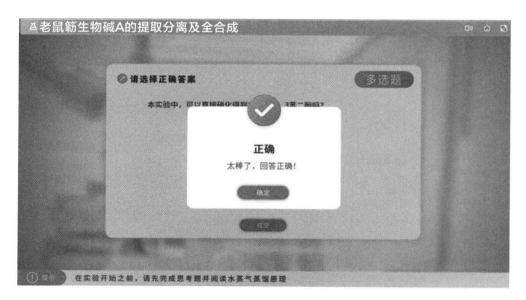

图 4-13　测验题

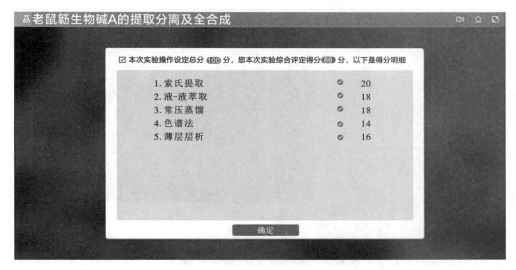

图4-14 测验题答案及解析

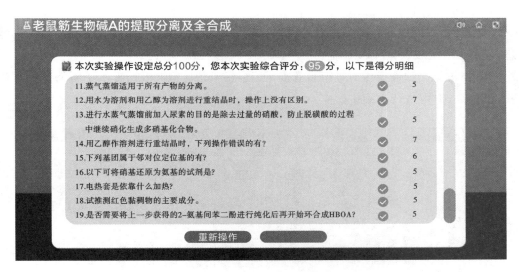

图4-15 测验总成绩

8. **有细节图或视频** 操作中需要重点观察的也有相应的真实实验的细节图(图4-16)或者视频,方便学生观察真实的现象,如萃取时的操作手法、温度变化、虹吸现象、颜色变化、结晶析出等。图片及视频可以反复观看,直至了解清楚再点击"我已了解"以进行下一步操作。

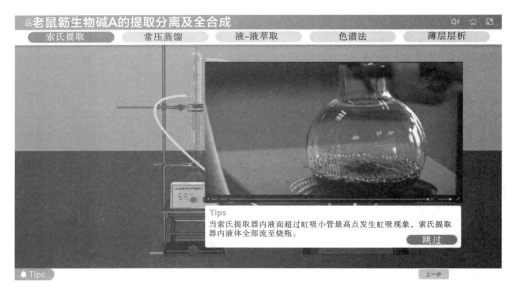

图4-16　真实实验的细节

9. **当进行危险性操作时系统会有提示（图4-17）**　如水合肼有毒，应小心处理；混酸的制备是将浓硫酸缓缓加入浓硝酸中等。

10. **当进行关键性操作时系统会有提示（图4-18）**　学生根据提示了解清楚后点击"我已了解"，方可进行下一步操作。

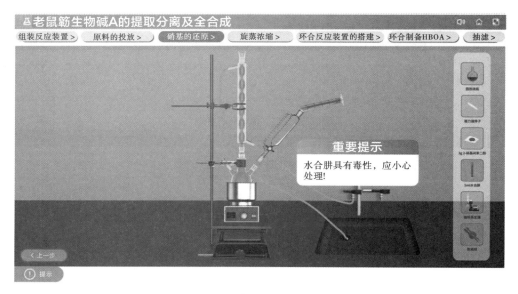

图4-17　危险性操作的提示

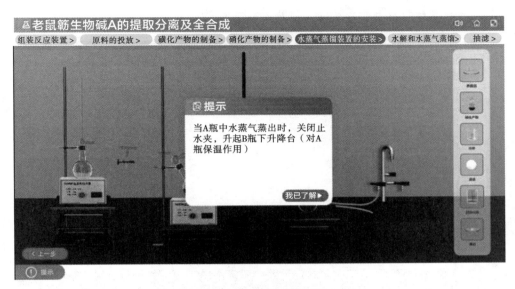

图4-18 关键性操作的提示

11. 实验完成时系统会提示你已经顺利完成该部分操作 当获得每一步合成（提取、重结晶）产品时，系统会要求记录产品质量并进行产率的计算（图4-19）。

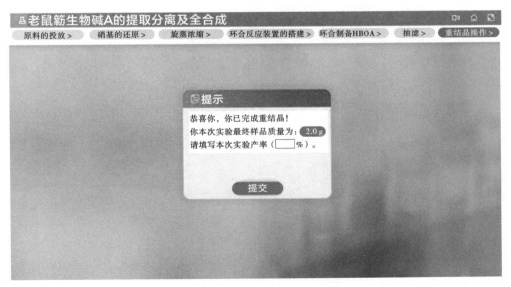

图4-19 实验完成的提示与产率的计算

12. **实验报告的书写**　实验报告的书写见图 4-20。

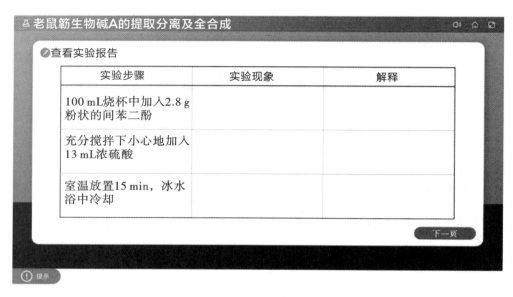

图 4-20　实验报告的书写

（徐佳佳）

第五章

药品研发训练四：药物合成线路的改进及新药的设计与合成

◆ 实验二十一　甲苯磺丁脲合成线路的改进 ◆

【药品简介】

甲苯磺丁脲(tolbutamide)化学名为1-丁基-3-(4-甲基苯基磺酰基)脲或4-甲基-N-(丁氨基甲酰基)苯磺酰胺,结构式如下。

甲苯磺丁脲是磺酰脲类口服降血糖药,临床上用于治疗轻、中度2型糖尿病,尤其是老年人的糖尿病。

【设计要求】

1. **检索文献并撰写论文**　以小组为单位,从中英文数据库中检索相关文献(以近5年为主),了解甲苯磺丁脲合成的研究进展,并完成1篇综述论文。综述论文包括题目、作者姓名与学号、摘要、引言、正文、总结与展望、参考文献,要求在正文中就相关研究的优点与不足做一些评论。

2. **设计实验方案**　从综述提及的甲苯磺丁脲合成线路中,选择一条作为基础进行实验设计,并针对该线路存在的不足提出改进的方案,设计1份实验方案。实验方案包括实验目的、实验原理(含药物的结构、化学名、分子式、相对分子质量、溶解性、熔点、临床应用、合成路线等)、主要仪器与试药、实验步骤(含合成、分离、鉴定目标化合物的具体操作方法与步骤)、注意事项(指出影响实验成败的关键因素和该实验可能发生安全事故的危险因素)和参考文献。

3. **答辩讨论** 根据设计的实验方案,制作 1 份开题答辩(开题报告)幻灯片,并进行答辩讨论。

(陆世惠　韦　贤)

◆ 实验二十二　盐酸索他洛尔合成线路的改进 ◆

【药品简介】

盐酸索他洛尔(sotalol hydrochloride)化学名为 *N*-[4-[1-羟基-2-[(1-甲基) 乙氨基] 乙基] 苯基] 甲磺酰胺盐酸盐,结构式如下。

$$CH_3SO_2HN-\underset{}{\bigcirc}-\underset{\underset{OH}{|}}{CH}CH_2NHCH(CH_3)_2 \cdot HCl$$

盐酸索他洛尔是唯一兼有 β 受体阻滞作用和延长动作电位时程作用的抗心律失常药物,是治疗室性及室上性心律失常的有效药物,对持续性室性心动过速、心室颤动、复杂性室性期前收缩(早搏)皆有效,而且耐受性好,对心脏的抑制作用很小。临床上可有效治疗各种室性快速型心律失常。

【设计要求】

1. **检索文献并撰写论文** 查阅相关文献,分析并完成《盐酸索他洛尔的制备研究进展》综述性论文 1 篇。综述论文包括题目、作者姓名与学号、摘要、引言、正文、总结与展望、参考文献,要求在正文中就相关研究的优点与不足做一些评论。

2. **设计实验方案** 从综述提及的盐酸索他洛尔合成线路中,选择一条作为基础进行实验设计,并针对该线路存在的不足提出改进的方案,设计 1 份实验方案——盐酸索他洛尔的制备。实验方案包括实验目的、实验原理(包括药物的结构、化学名、分子式、相对分子质量、溶解性、熔点、临床应用、合成路线等)、主要仪器与试药、实验步骤(包括合成、分离纯化的操作,中间体、终产物的性状和鉴定方法,如熔点测定、化学鉴别及红外、紫外、核磁共振等)、注意事项(安全操作、关键操作及反应条件的控制)和参考文献。

3. **答辩讨论** 根据设计的实验方案,设计 1 份开题答辩(开题报告)幻灯片,并参加答辩讨论。

(杨凤莲)

◆ 实验二十三　氢氯噻嗪合成线路的改进 ◆

【药品简介】

氢氯噻嗪(hydrochlorothiazide)化学名为6-氯-3,4-二氢-2*H*-1,2,4-苯并噻二嗪-7-磺酰胺1,1-二氧化物。氢氯噻嗪是噻嗪类利尿药,临床上用于治疗水肿、高血压、尿崩症、肾结石等。结构式如下。

【设计要求】

1. **检索文献并撰写论文**　以小组为单位,从中英文数据库中检索相关文献(以近5年为主),了解氢氯噻嗪合成的研究进展,并完成1篇综述论文。综述论文包括题目、作者姓名与学号、摘要、引言、正文、总结与展望、参考文献,要求在正文中就相关研究的优点与不足做一些评论。

2. **设计实验方案**　从综述提及的氢氯噻嗪合成线路中,选择一条作为基础进行实验设计,并针对该线路存在的不足提出改进的方案,设计1份实验方案。实验方案包括实验目的、实验原理(含药物的结构、化学名、分子式、相对分子质量、溶解性、熔点、临床应用、合成路线等)、主要仪器与试药、实验步骤(含合成、分离、鉴定目标化合物的具体操作方法与步骤)、注意事项(指出影响实验成败的关键因素和该实验可能发生安全事故的危险因素)和参考文献。

3. **答辩讨论**　根据设计的实验方案,制作1份开题答辩(开题报告)幻灯片,并进行答辩讨论。

(陆世惠)

◆ 实验二十四　苯佐卡因衍生物的设计与合成 ◆

【药品简介】

苯佐卡因是局部麻醉药,用于创伤面、溃疡面、痔疮等的止痒镇痛。对其结构中的氨基、烷氧基进行改造、修饰,可能获得更理想的药物。苯佐卡因衍生物结构式如下。

$$\text{RHN} - \text{C}_6\text{H}_4 - \overset{\overset{\displaystyle O}{\|}}{C} - \text{OR}'$$

【设计要求】

1. **检索文献并撰写论文**　以小组为单位,从中英文数据库中检索相关文献(以近 5 年为主),了解局部麻醉药苯佐卡因衍生物的研究进展,并完成 1 篇综述论文。综述论文包括题目、作者姓名与学号、摘要、引言、正文、总结与展望、参考文献,要求在正文中就相关研究的优点与不足做一些评论。

2. **设计实验方案**　针对文献中苯佐卡因衍生物存在的不足,设计 1 个新药并提出合成线路;或者选择文献中的一种苯佐卡因衍生物,针对其合成线路存在的不足提出改进的方案,设计 1 份实验方案。实验方案包括实验目的、实验原理(含药物的结构、化学名、分子式、相对分子质量、溶解性、熔点、临床应用、合成路线等)、主要仪器与原料、实验步骤(含合成、分离、鉴定目标化合物的具体操作方法与步骤)、注意事项(指出影响实验成败的关键因素和该实验可能发生安全事故的危险因素)和参考文献。

3. **答辩讨论**　根据设计的实验方案,制作 1 份开题答辩(开题报告)幻灯片,并进行答辩讨论。

(张妞妞)

附　录

◆　附录一　常用试液的配制　◆

---

1. **三氯化铁试液**　取三氯化铁 9 g,加水使其溶解成 100 mL,即得。

2. **亚硫酸钠试液**　取无水亚硫酸钠 20 g,加水使其溶解成 100 mL,即得。本液应临用新制。

3. **亚硝酸钠试液**　取亚硫酸钠 1 g,加水使其溶解成 100 mL,即得。

4. **过氧化氢试液**　取浓过氧化氢溶液(30%),加水稀释成 3% 的溶液,即得。

5. **氢氧化钠试液**　取氢氧化钠 4.3 g,加水使其溶解成 100 mL,即得。

6. **稀铁氰化钾试液**　取 1% 铁氰化钾溶液 10 mL,加 5% 三氯化铁溶液 0.5 mL 和水 40 mL,摇匀,即得。

7. **氨试液**　取浓氨溶液 400 mL,加水成 1 000 mL,即得。

8. **高锰酸钾试液**　取高锰酸钾 3.2 g,加水 1 000 mL,煮沸 15 min,密塞,静置 48 h 以上,用垂熔玻璃滤器滤过,摇匀。也可取用高锰酸钾滴定液(0.02 mol/L)。

9. **铜吡啶试液**　取硫酸铜 4 g,加水 90 mL 溶解后,加吡啶 30 mL,即得。本液应临用新制。

10. **硝酸银试液**　取硝酸银 17.5 g,加适量水使溶解成 1 000 mL,摇匀。也可取用硝酸银滴定液(0.1 mol/L)。本液应置棕色瓶内,在暗处保存。

11. **硫酸亚铁试液**　取硫酸亚铁结晶 8 g,用 100 mL 新沸过的冷水溶解,即得。本液应临用新制。

12. **硫酸铜试液**　取硫酸铜 12.5 g,加水使溶解成 1 000 mL,即得。

13. **氯化钡试液**　取氯化钡 5 g,加水使溶解成 1 000 mL,即得。

14. **稀乙醇**　取 95% 乙醇 529 mL,加水稀释至 1 000 mL,即得。

15. **稀盐酸**　取浓盐酸 234 mL,加水稀释至 1 000 mL,即得。本液含 HCl 应为 9.5%~10.5%。

16. **稀硫酸**　取浓硫酸 57 mL,缓缓注入约 800 mL 水中,再加水至 1 000 mL,即得。本液含 H_2SO_4 应为 9.5%~10.5%。

17. **稀硝酸**　取浓硝酸 105 mL,加水稀释至 1 000 mL,即得。本液含 HNO_3 应为

9.5% ~ 10.5%。

18. **碘试液**　取碘 13.0 g,加碘化钾 36 g 与水 50 mL 溶解后,加浓盐酸 3 滴,再加水至 1 000 mL,摇匀,用垂熔玻璃滤器滤过。也可取用碘滴定液(0.05 mol/L)。

19. **碘化汞钾试液**　取氯化汞 1.36 g,用 60 mL 水溶解;另取碘化钾 5 g,用 10 mL 水溶解。将两液混合,加水稀释至 100 mL,即得。

20. **碱性酒石酸铜试液**

(1)甲液:取硫酸铜结晶 6.93 g,加水使溶解成 100 mL。

(2)乙液:取酒石酸钾钠结晶 34.6 g 与氢氧化钠 10 g,加水使溶解成 100 mL。

(3)临用时,将甲液、乙液等量混合,即得。

21. **碱性 β-萘酚试液**　取 β-萘酚 0.25 g,加氢氧化钠溶液(1→10)10 mL 使溶解,即得。本液应临用新制。

22. **碳酸钠试液**　取一水合碳酸钠 12.5 g 或无水碳酸钠 10.5 g,加水使溶解成 100 mL,即得。

(陆世惠)

◆　附录二　常用显色剂的配制　◆

1. **10% 硫酸乙醇溶液**

(1)配制方法:取浓硫酸 5.7 mL,缓缓加入约 80 mL 95% 乙醇中,再加 95% 乙醇至 100 mL,即得。

(2)显色对象及斑点颜色:通用。大多数有机物显黄色至棕色斑点。

(3)用法:喷雾后,置 105 ~ 110 ℃加热 2 ~ 5 min(注意加热时间不能过长)。

2. **碘**

(1)配制方法 1:在 100 mL 广口瓶中,放入 1 张滤纸、少许碘粒。

(2)配制方法 2:取 10 g 碘粒、30 g 硅胶,研磨混匀,置 100 mL 广口瓶中。

(3)显色对象及斑点颜色:通用。不饱和烃、芳香烃等显黄色至棕色斑点。

(4)用法:用饱和碘蒸气熏 2 ~ 5 min,有时在容器内放一小杯水增加湿度,可提高显色的灵敏度。

3. **三氯化铁**

(1)配制方法:取三氯化铁 1 ~ 5 g,加入 4 mL 浓盐酸,用蒸馏水溶解并加至 100 mL,即得。

(2)显色对象及斑点颜色:酚类呈蓝色或绿色,羟肟酸呈红色。

（3）用法：喷雾。

4. 碘化铋钾

（1）配制方法：取 0.85 g 次硝酸铋，以 10 mL 冰乙酸溶解，再加水稀释至 40 mL，得甲液。取 40 g 碘化钾，用蒸馏水溶解并加至 100 mL，得乙液。临用时取甲液、乙液各 5 mL，加冰乙酸 20 mL、蒸馏水 60 mL，摇匀即可（可用棕色试剂瓶保存较长时间）。

（2）显色对象及斑点颜色：生物碱显橙红色斑点。

（3）用法：喷雾。

5. 磷钼酸

（1）配制方法：取 10 g 磷钼酸，溶于 100 mL 乙醇中。溶液呈淡黄色，久置变为浅绿色，但不影响使用。

（2）显色对象及斑点颜色：还原性化合物、类脂、甾体化合物等。浅黄色背景下呈绿色斑点，如果斑点太浓则显深黄色。

（3）用法：喷雾后，置 120 ℃加热 2～5 min。若用氨气熏蒸，可使背景颜色消退。

6. 对二甲氨基苯甲醛

（1）配制方法 1：取对二甲氨基苯甲醛 1 g，加 95% 乙醇 9 mL 与浓盐酸 2.3 mL 使溶解，再加 95% 乙醇至 100 mL。

（2）配制方法 2：取对二甲氨基苯甲醛 1 g，加甲醇 75 mL 与浓盐酸 25 mL，摇匀，即得。

（3）显色对象及斑点颜色：伯胺显黄色斑点。

（4）用法：喷雾。

7. 香草醛-硫酸

（1）配制方法：取香草醛 3 g，溶于 100 mL 95% 乙醇中，再加入 1 mL 浓硫酸。

（2）显色对象及斑点颜色：高级醇及酮显绿色斑点。

（3）用法：喷雾后，置 120 ℃加热 2～5 min。

8. 碱性高锰酸钾

（1）配制方法：取 1.5 g 高锰酸钾、10 g 碳酸钾，加入 10% 氢氧化钠水溶液 1.25 mL，再加入 200 mL 水，即得。

（2）显色对象及斑点颜色：含羟基、氨基、醛基等还原性基团的化合物。红色背景下显黄色斑点。

（3）用法：喷雾后，加热吹干。

9. 三氯化铝

（1）配制方法：取 1 g 三氯化铝，加入 100 mL 95% 乙醇，即得。

（2）显色对象及斑点颜色：黄酮类化合物，日光灯下显黄色，紫外光下显黄色荧光。

（3）用法：喷雾。

10. 茚三酮

（1）配制方法 1：取茚三酮 0.2 g，加入 100 mL 95% 乙醇，即得。

（2）配制方法 2：取茚三酮 0.2 g，加入 100 mL 正丁醇，再加乙酸 3 mL。

（3）显色对象及斑点颜色：氨基酸、胺、氨基糖、蛋白质。

（4）用法：喷雾后，置 105 ~ 110 ℃加热 2 ~ 5 min。

11. 邻苯二甲酸苯胺

（1）配制方法：取苯胺 0.93 g 和邻苯二甲酸 1.66 g，溶于 100 mL 以水饱和的正丁醇中。

（2）显色对象及斑点颜色：还原糖。醛己糖及甲基戊糖呈棕色，醛戊糖呈樱桃红色。

（3）用法：喷雾后，置 105 ~ 110 ℃加热 5 ~ 10 min。

12. α-萘酚-硫酸试液

（1）配制方法：21 mL 15% α-萘酚乙醇溶液，13 mL 浓硫酸，87 mL 95% 乙醇，8 mL 水，混合即得。

（2）显色对象及斑点颜色：糖类一般显紫色，鼠李糖显橙色。

（3）用法：喷雾后，置 105 ~ 110 ℃加热 2 ~ 5 min。

（陆世惠）

◆ 附录三　特定符号、名称的含义 ◆

一、温度范围

温度以摄氏度（℃）表示。

水浴温度除另有规定，均指 98 ~ 100 ℃。

热水系指 70 ~ 80 ℃的水。

微温或温水系指 40 ~ 50 ℃的水。

室温系指 10 ~ 30 ℃。

冷水系指 2 ~ 10 ℃的水。

冰浴系指 2 ℃以下。

实验时的温度，未注明者，系指在室温下进行。

二、溶液后的标记（→）

溶液后的标记（→）系指固体溶质（或液体溶质）加溶剂稀释的状态，未指明是何种溶剂时,均指水溶液。

例1:氢氧化钠溶液(1.2→100)10 mL,是指1.2 g 氢氧化钠加水溶解成100 mL,取用10 mL。

例2:三硝基苯酚醇溶液(1→30)5 mL,是指三硝基苯酚1 g 加乙醇溶解成30 mL,取用5 mL。

例3:硫酸溶液(1→2)100 mL,是指1 mL 硫酸加水至2 mL(注意是把硫酸加入水中)后,取用100 mL。

三、实验中的水

实验中的水均指蒸馏水。

四、实验中的乙醇

实验中的乙醇未指明浓度的,系指体积分数为95%(mL/mL)的乙醇。

(徐佳佳)

附录四 常用有机溶剂的沸点和密度

附表1 常用有机溶剂的沸点和密度

名称	沸点/℃	密度/(g/mL)
甲醇	64.96	0.791 4
乙醇	78.5	0.789 3
正丁醇	117.25	0.809 8
乙醚	34.51	0.713 8
丙酮	56.2	0.789 9
乙酸	117.9	1.049 2
乙酸乙酯	77.06	0.900 3
乙酸甲酯	57	0.933 0
丙酸甲酯	79.85	0.915 0
丙酸乙酯	99.10	0.891 7

续附表 1

名称	沸点/℃	密度/(g/mL)
二氧六环	101.1	1.033 7
乙酸酐	139.55	1.082 0
二甲基甲酰胺(DMF)	152.8	0.948
石油醚	40~90	0.64~0.66
四氢呋喃	66	0.889 2
甲酸	100.8	1.22
浓硫酸	338	1.84
苯	80.10	0.878 7
甲苯	110.6	0.866 9
二甲苯	140.0	0.861~0.864
硝基苯	210.8	1.203 7
氯苯	132	1.1058
氯仿	61.7	1.483 2
四氯化碳	76.54	1.594 0
二硫化碳	46.25	1.263 2
乙腈	81.6	0.785 4
二甲亚砜	189	1.101 4
二氯甲烷	40	1.326 6
1,2-二氯乙烷	83.47	1.235 1
二甲基乙酰胺(DMAC)	166	0.941
异丙醚	68~69	0.725 8
甲基叔丁基醚	5.2	0.74
38%浓盐酸	108.6	1.179
85%磷酸	158	1.685

(徐佳佳)

◆ 附录五　常见化合物类型的化学鉴别方法 ◆

附表 2　常见化合物类型的化学鉴别方法

化合物类型		试剂	现象
烯烃		Br_2/CCl_4	棕红色褪去
		$KMnO_4$	紫红色褪去
炔烃		Br_2/CCl_4	棕红色褪去
		$KMnO_4$	紫红色褪去
		$AgNO_3/NH_3$	白色↓
环丙烷		X_2	不加热,即反应
环丁烷			加热,才反应
环烷烃		$KMnO_4$,Br_2水	$KMnO_4$不褪色,Br_2水褪色
烯烃			$KMnO_4$褪色,Br_2水褪色
侧链芳香烃		$KMnO_4$	紫红色褪去
卤代烃		铜丝灼烧	绿色火焰
不饱和卤代烃	烯丙型	$AgNO_3/$醇	室温 AgX↓
	孤立型		加热 AgX↓
	乙烯型		加热不反应
叔醇		Lucas 试剂(浓盐酸的 $ZnCl_2$饱和溶液)	立即浑浊
仲醇			几分钟内浑浊
伯醇			几小时不见浑浊
叔醇		氧化剂($KMnO_4$等)	不反应
伯醇			紫红色褪去
仲醇			
甲基醇		$NaOH+I_2$	淡黄色↓
邻二醇		$Cu(OH)_2$	深蓝色溶液
		$KMnO_4$	紫红色褪去
酚		$FeCl_3$	显紫色
		Br_2水	白色↓
醚		强酸	溶解
醛、酮		2,4-二硝基苯肼	橘黄色晶体

续附表2

化合物类型		试剂	现象
醛		Tollens 试剂	Ag↓
酮			无
脂肪醛		Fehling 试剂	砖红色↓
芳香醛			无
甲基酮		$NaOH+I_2$	黄色↓
非甲基酮			无
醛		$NaHSO_3$	白色↓
8 个碳以下的环酮			
脂肪族甲基酮			白色↓
芳香族甲基酮			无
非甲基酮			无
羧酸		石蕊试纸	变红
		$NaHCO_3$	CO_2↑
二元羧酸(2,3,6,7)		加热/通入石灰水	白色↓
甲酸		Tollens 试剂	Ag↓
草酸		$KMnO_4$	紫红色褪去
β-酮酸		加热/通入石灰水	白色↓
酮体		$NaOH+I_2$	黄色↓
		亚硝酰铁氰化钠和氨水	鲜红色
酮-烯醇互变异构		$FeCl_3$	显色
		Br_2/CCl_4	棕红色褪去
胺	脂肪伯胺(伯酰胺、脲、氨基酸)	HNO_2	N_2
	脂肪仲胺		黄色油状物
	脂肪叔胺		溶解
脲(尿素)		浓 HNO_3	白色↓
		H_2O/OH^-	NH_3↑使红色石蕊试纸变蓝(伯酰胺)
苯胺、水杨酸、酪氨酸		Br_2/H_2O	白色↓
醛糖		Br_2/H_2O	棕红色褪去
酮糖			—
糖和糖苷		α-萘酚+浓 H_2SO_4	紫色

续附表 2

化合物类型		试剂	现象
酮糖(果糖和蔗糖)		间苯二酚+浓 HCl	2 min 内桃红色
还原糖		Fehling 试剂	砖红色↓
		Tollens 试剂	Ag↓
多糖	糖原	I_2	紫红色
	纤维素		无色
	淀粉		蓝紫色
葡萄糖、果糖、甘露糖		苯肼	黄色针状↓
麦芽糖			黄色棱柱状↓
乳糖			黄色绒球状↓
孕酮		NaOH+I_2	黄色↓
胆固醇		氯仿+乙酸酐+浓 H_2SO_4	绿色
卵磷脂		C_2H_5OH	溶解
脑磷脂			不溶
缩二脲(丙二酰脲、三肽及多肽、蛋白质)		NaOH+$CuSO_4$	紫红色
氨基酸(肽、蛋白质、伯胺)		水合茚三酮/加热	蓝紫色

注:"—"表示该项无数据。

(谭相端)

 附录六　我国常用试剂分级规格和选用试剂的参考原则

一、试剂分级规格

试剂规格又称为试剂级别或类别,一般按实际的用途或纯度、杂质含量来划分规格标准。我国的试剂规格基本上按纯度划分,一般试剂按其纯度可分为 4 级。

1. **一级试剂**　一级试剂又称为优级纯,纯度高,杂质极少,主要用于精密分析和科学研究,英文缩写用 GR 表示。

2. **二级试剂**　二级试剂又称为分析纯,纯度略低于优级纯,杂质含量略高于优级纯,适用于重要分析和一般性研究工作,英文缩写用 AR 表示。

3. **三级试剂**　三级试剂又称为化学纯,纯度较分析纯差,但高于实验试剂,适用于工厂、学校一般性的分析工作,英文缩写用 CP 表示。

4. **四级试剂**　四级试剂又称为实验试剂,纯度比化学纯差,但比工业品纯度高,主要用于一般化学实验,不能用于分析工作,英文缩写用 LR 表示。

另外,还有标准物质(BM)、高纯物质(SP)、色谱纯试剂(LC)等规格标记。试剂的分级举例见附图 1。

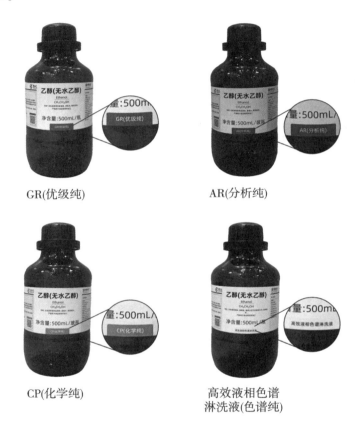

GR(优级纯)　　　　　　　　AR(分析纯)

CP(化学纯)　　　　高效液相色谱
　　　　　　　　淋洗液(色谱纯)

附图 1　试剂的分级

化学试剂除上述几个等级外,还有基准试剂、光谱纯试剂、超纯试剂等。基准试剂相当或高于优级纯试剂,专作滴定分析的基准物质,用于标定相关滴定液的浓度或直接配制标准溶液,其主成分含量一般在 99.95% ~ 100.00%,杂质总量不超过 0.05%。光谱纯试剂主要在光谱分析中作标准物质,其杂质用光谱分析法测不出或杂质低于某一限度,纯度在 99.99% 以上。超纯试剂又称为高纯试剂,是在通用试剂基础上发展起来的,它是为了专门的使用目的而用特殊方法生产的纯度最高的试剂。高纯试剂特别适用于一些痕量分析,除对少数产品制定国家标准外(如高纯硼酸、高纯冰乙酸、高纯氢氟酸等),大部分高纯试剂的质量标准还很不统一。

我国化学试剂属于国家标准的附有 GB 代号,属于化学产业部标准的附有 HG 或 HGB 代号。

二、选用试剂参考原则

选择化学试剂的基本原则:根据工作需要选用相应级别的试剂,在满足实验要求的前提下,选用试剂的级别就低不就高。①标准液用基准或优级纯试剂。②制备标准液也可采用分析纯或化学纯试剂,然后用基准试剂或优级纯试剂标定或校正。③一般鉴定、定性鉴别、杂质检查用的试液采用分析纯试剂或化学纯试剂。④制备用试剂采用化学纯试剂或实验试剂。

🧪 注意事项

1. 同一规格的试剂要注意生产厂家和批号不同可能引起的性能上的微小差别,在同一实验中使用相同厂家和相同批号的试剂,以保证测定结果的重现性和可比性。对于指示剂、有机显色剂、试纸、吸附剂、气相色谱载体、气相和液相色谱柱等,尤其要注意这个问题。

2. 在使用试剂前要尽可能了解试剂的物理和化学性质及其危险性,如腐蚀性、毒性、易燃易爆性等,在操作前做好防护措施。如打开久置未用的浓硫酸、浓硝酸、浓氨水等试剂瓶时,应戴防护面罩和手套;在配制产生大量溶解热的溶液时,如配制硫酸溶液、氢氧化钾或氢氧化钠溶液时,要将试剂慢慢加入纯水中,绝不可相反;取用氢氟酸时,绝不可与皮肤接触,应戴防护面罩和手套。

3. 取用固体试剂时,通常用药匙从试剂瓶中取出,多取的固体试样不要放回原瓶。液体试剂用倾注法取用,操作时注意以下几点:取下的瓶塞要倒置;试剂瓶标签面向手心;倾倒时沿器皿内壁缓慢流下,也可沿玻璃棒流入容器;取出的液体不要放回原瓶。在夏季或室温太高取用挥发性溶剂时,最好在冷水中冷却试剂瓶后再开盖,瓶口不能对准自己和他人。

4. 不能用嗅味和尝味的方法来识别试剂。若要嗅味,必须将试剂瓶远离鼻子,打开瓶塞,用手在试剂瓶口轻轻扇动,使空气流向自己而闻其味。

5. 根据试剂性质采取相应的保存方法:见光易分解、氧化的试剂放于暗处;易腐蚀玻璃的试剂放于塑料瓶中;吸水性强的试剂要严格密封;易相互作用的试剂不宜一起存放;易挥发、易燃易爆的试剂存于通风处,不能放于冰箱中;危险化学品由专人保管,取用时登记。

三、常用溶剂的纯化处理

1. 甲醇 甲醇相对分子质量为32.04,分子式为CH_4O,外观为无色透明液体,有刺激性气味。普通(未精制)的甲醇含有0.02%丙酮和0.1%水。

纯化方法:每1 000 mL甲醇中加入5 g镁屑,反应停止后,加热回流2~3 h,然后进行蒸馏。如果甲醇的含水量大于1%,镁不发生反应,这时可先用无水甲醇处理少量镁,待生成甲醇镁的反应开始后,将此混合物加入欲干燥的大量甲醇中。

2. 乙醇 乙醇相对分子质量为46.07,分子式为C_2H_6O,外观为无色透明液体。市售的无水乙醇通常只能达到99.5%的纯度,而很多反应必须用纯度更高的绝对乙醇,可按下法制取:在250 mL的圆底烧瓶中加入0.6 g干燥纯净的镁屑、10 mL 99.5%乙醇,装上带有无水氯化钙干燥管的球形冷凝管,沸水浴加热至微沸,移去水浴,立刻加入几粒碘,引发反应。乙醇和镁反应是缓慢的,如所用的乙醇含水量超过0.5%则反应更加困难。若加碘之后反应仍不发生,则可再加入几粒碘,有时反应很慢,则需要加热。待镁全部反应完后,加入100 mL 99.5%乙醇和几粒沸石,回流1 h后蒸馏。

3. 乙酸乙酯 乙酸乙酯相对分子质量为88.11,分子式为$C_4H_8O_2$,外观为无色透明液体。一般市售乙酸乙酯含量为98%,另含有少量水、乙醇和乙酸。纯化方法如下。

(1)取100 mL 98%乙酸乙酯,加入9 mL乙酸酐回流4 h(除去乙醇、水等杂质),然后蒸馏,蒸馏液中加2~3 g无水碳酸钾,干燥后再次蒸馏。

(2)也可先用与乙酸乙酯等体积的5%碳酸钠溶液洗涤,再用饱和氯化钙溶液洗涤,然后加无水碳酸钾干燥、蒸馏。

4. 二氯甲烷 二氯甲烷相对分子质量为84.93,分子式为CH_2Cl_2,外观为无色透明液体,具有类似醚的刺激性气味。二氯甲烷中往往含有一氯甲烷、二氯甲烷、三氯甲烷、四氯甲烷等。

纯化时,用5%的氢氧化钠溶液或碳酸钠溶液洗1次,再用水洗2次,用无水氯化钙干燥24 h,最后蒸馏,在有3A分子筛的棕色瓶中避光储存。

5. 乙醚 乙醚相对分子质量为74.12,分子式为$(C_2H_5)_2O$,外观为无色透明液体。市售乙醚中常含有微量水、乙醇和其他杂质,不能满足无水实验的要求。

无水乙醚的制备:先用无水氯化钙干燥数天,滤过,加入钠丝干燥,直至钠的光泽不变。由于在空气中受光的作用,乙醚容易产生爆炸性的过氧化物。先用碘化钾乙酸水溶液检查,如有过氧化物存在,即出现游离碘的颜色,依次用5%偏亚硫酸氢钠溶液、饱和氯化钠溶液洗涤,再用无水氯化钙干燥。在存储乙醚时可加入氢氧化钾,它能把过氧化物立即转变成不溶解的盐,同时,氢氧化钾本身是干燥剂。使用或干燥处理乙醚尤其是久存的乙醚前,应先检查过氧化物。

6. 四氢呋喃 四氢呋喃相对分子质量为72.11,分子式为C_4H_8O,外观为无色透明液体。市售四氢呋喃常含有少量水及过氧化物。

纯化方法:四氢呋喃特别容易自动氧化生成过氧化物,先用碘化钾乙酸水溶液检查,如有过氧化物存在,即出现游离碘的颜色。此时可加入 0.3% 的氯化亚铜,加热回流 30 min,蒸馏除去过氧化物。然后用分子筛、氢化铝锂、氢化钙或钠进行干燥。精制后的四氢呋喃应立即使用,保存时要加入 0.025% 的稳定剂(2,6-二叔丁基-4-甲基苯酚)。

7. 二氧六环(二氧环己烷)　二氧六环相对分子质量为 88.11,分子式为 $C_4H_8O_2$,外观为无色透明液体,稍有香味,对皮肤、眼部和呼吸系统有刺激作用,对肝、肾和神经系统有毒性,急性中毒时可能会导致死亡。市售二氧六环含有乙酸、水和乙缩醛乙二醇,也含过氧化物。

纯化方法:在二氧六环中加入质量比 10% 的浓盐酸加热回流 3 h,慢慢通入氮气,然后分出水相,在水相中加入氢氧化钾固体,振摇,滤过,加入钠,回流 1 h,蒸馏。精制的二氧六环中加入钠丝储藏。

8. 乙腈　乙腈相对分子质量为 41.05,分子式为 C_2H_3N,外观为无色透明液体。乙腈有毒,常常含有游离的氢氰酸和水。

纯化方法:在乙腈中反复加入五氧化二磷,加热回流,直至没有颜色,然后蒸出,再加无水碳酸钾重新蒸馏,最后用分馏柱分馏。

9. 丙酮　丙酮相对分子质量为 58.08,分子式为 C_3H_6O,外观为无色透明液体,有微香气味。市售丙酮含有少量水及甲醇、乙醛等还原性杂质。纯化方法如下。

(1)在 100 mL 丙酮中加入 0.5 g 高锰酸钾回流,除去还原性杂质。若高锰酸钾紫色很快消失,需要加入少量高锰酸钾继续回流,直至紫色不再消失为止。蒸出丙酮,用无水碳酸钾或无水硫酸钙干燥,滤过,蒸馏并收集 55.0～56.5 ℃ 的馏分。

(2)于 100 mL 丙酮中加入 4 mL 10% 硝酸银溶液及 35 mL 0.1 mol/L 氢氧化钠溶液,振荡 10 min,除去还原性杂质。滤过,滤液用无水硫酸钙干燥,蒸馏并收集 55.0～56.5 ℃ 的馏分。

10. N,N-二甲基甲酰胺　N,N-二甲基甲酰胺相对分子质量为 73.10,分子式为 C_3H_7NO,外观为无色透明液体。市售 N,N-二甲基甲酰胺中含有胺、氨、甲醛、水等杂质。

纯化方法:N,N-二甲基甲酰胺与水形成 $HCON(CH_3)_2 \cdot 2H_2O$,常压蒸馏时有些分解,产生二甲胺和一氧化碳,有酸或碱存在时分解加快。精制时,可用无水硫酸镁、无水硫酸钙、氧化钡、硅胶或 4A 分子筛干燥,然后减压蒸馏并收集 76 ℃/4.79 kPa(36 mmHg)馏分。如果含水较多,可加入 10%(体积)的苯,常压蒸去水和苯,用无水硫酸镁或氧化钡干燥,再进行减压蒸馏。

(蒋旭东)